# CLINIQUE

# THERMO - MINÉRALE

## DE NÉRIS

### Par le docteur F. de RANSE

Médecin consultant aux eaux de Néris,
rédacteur en chef de la GAZETTE MÉDICALE DE PARIS,
président de la Société médico-pratique,
vice-président de la Société d'anthropologie,
membre de la Société de médecine de Paris, de la Société des médecins
des bureaux de bienfaisance,
des sociétés médicales du deuxième et du sixième arrondissement,
membre correspondant de la Société médico-chirurgicale de Liége, etc.,
chevalier de la Légion d'honneur.
officier de l'Ordre du Nichan Iftikar.

## PREMIER FASCICULE

## DES INDICATIONS ET DES CONTRE-INDICATIONS
## DES EAUX DE NERIS

PARIS

P. ASSELIN, LIBRAIRE-ÉDITEUR

PLACE DE L'ÉCOLE-DE-MÉDECINE

1875

# CLINIQUE

## THERMO-MINÉRALE

### DE NÉRIS

PARIS. — Imprimerie CUSSET et Cᵉ, rue Montmartre, 123.

# CLINIQUE
# THERMO-MINÉRALE
## DE NÉRIS

### Par le docteur F. de RANSE

Médecin consultant aux eaux de Néris,
rédacteur en chef de la GAZETTE MÉDICALE DE PARIS,
président de la Société médico-pratique,
vice-président de la Société d'anthropologie,
membre de la Société de médecine de Paris, de la Société des médecins
des bureaux de bienfaisance,
des sociétés médicales du deuxième et du sixième arrondissement,
membre correspondant de la Société médico-chirurgicale de Liége, etc.
chevalier de la Légion d'honneur,
officier de l'Ordre du Nichan Iftikar.



## PREMIER FASCICULE

## DES INDICATIONS ET DES CONTRE-INDICATIONS
## DES EAUX DE NÉRIS

## PARIS
### P. ASSELIN, LIBRAIRE-ÉDITEUR
PLACE DE L'ÉCOLE-DE-MÉDECINE

### 1875

# CLINIQUE

# THERMO-MINÉRALE DE NÉRIS

---

## INTRODUCTION

La clinique est le terrain sur lequel se rencontrent la science e
l'art, l'une éclairant l'autre, celui-ci contrôlant celle-là. Quel que
soit le champ d'observation, que ce soit une salle d'hôpital, un
dispensaire, une policlinique, une station d'eau minérale, ce rapport réciproque entre les éléments constitutifs de la clinique ne
saurait changer, et il est trop étroit, en dehors bien entendu d'un
empirisme aveugle et grossier, pour qu'on puisse faire abstraction
de l'un d'eux au profit exclusif ou au détriment de l'autre. Un agent
thérapeutique est comme un réactif auquel on soumet un organisme malade. Sous son influence, l'évolution naturelle de la maladie est modifiée et cette modification, bien constatée et sagement
interprétée, peut à son tour servir de caractère pour spécifier la maladie. C'est ainsi que le mercure, l'iodure de potassium, le sulfate
de quinine, etc., contribuent souvent à déceler la nature de phénomènes pathologiques d'un diagnostic douteux. Sans doute tous les
agents thérapeutiques ne fournissent pas des indications aussi pré-
cises, mais on aurait tort de négliger celles qu'ils peuvent donner ;
il n'est permis au clinicien de refuser aucune source d'instruction,
de renseignement, d'où qu'elle vienne, et sous quelque modeste
apparence qu'elle se présente.

Pour ne pas sortir du sujet qui nous occupe, prenons, par exemple, les névropathies, dont on rencontre à peu près tous les types à Néris : les unes sont symptomatiques d'une lésion quelconque du système nerveux ; pour les autres le scalpel et le microscope n'ont encore découvert aucune altération appréciable des éléments composant ce même système ; parmi ces dernières, il en est qui sont manifestement sous la dépendance d'une maladie générale ou locale dont elles sont une complication, une aggravation, en même temps qu'un retentissement sympathique ; il en est d'autres enfin qu'on ne peut rattacher à aucun état morbide constitutionnel ou organique, pas plus qu'à une lésion du système nerveux. Dans tous ces cas, le traitement thermo-minéral ne saurait être le même ni agir de la même manière, et cette différence d'action peut à son tour fournir des données propres à éclairer quelques points de l'histoire, encore si obscure, de la plupart de ces affections.

Nous ne nous étendrons pas davantage sur ces considérations générales. Nous avons voulu simplement montrer, au début de nos recherches cliniques sur les eaux de Néris, dans quel esprit nous les avons entreprises et nous nous proposons de les continuer. Nous n'avons pas seulement en vue de faire mieux connaître et apprécier les ressources thérapeutiques que ces thermes présentent, mais encore de contribuer, dans la mesure que notre sphère d'action pourra nous permettre, à la solution des nombreux problèmes de pathologie et de physiologie pathologique que soulèvent les maladies tributaires de ces mêmes eaux. Pour atteindre ce double but, ou pour s'en rapprocher le plus possible, il faut évidemment une longue observation ; chaque année nous apportera son contingent de faits, et nous pourrons ainsi aborder successivement les différentes questions, scientifiques et pratiques, que nous venons d'indiquer. Comme introduction à cette étude, nous ferons cette année un exposé rapide des principales indications et contre-indications des eaux de Néris, en éclairant et appuyant nos propositions par la relation de quelques faits choisis parmi ceux que nous avons recueillis durant la dernière saison thermale. Mais nous croyons auparavant, pour que le lecteur saisisse mieux les développements dans lesquels nous aurons à entrer, devoir rappeler, le plus succinctement possible, les propriétés physiques des eaux de Néris, leur composition chimique et les moyens balnéothérapiques que possède cette station.

### PROPRIÉTÉS PHYSIQUES.

Les eaux de Néris sont très-limpides. En petite quantité elles sont incolores; en masse elles paraissent verdâtres. Leur odeur est nulle. Leur saveur diffère peu de l'eau douce ordinaire portée à la même température. Au toucher elles sont légèrement onctueuses, moins cependant qu'on ne pourrait le supposer *a priori*, d'après la quantité considérable de conferves auxquelles elles donnent naissance.

Leur pesanteur spécifique, à la sortie des puits, est très-voisine de celle de l'eau distillée; à la température ordinaire, elle se rapproche de celle de l'eau de rivière.

L'eau du grand puits, qui constitue la source principale (il y a six puits) et alimente les deux établissements, a une température de 52 à 52°,5. L'eau du puits de la Croix, la seule prescrite en boisson et que, pendant les fortes chaleurs, les habitants emploient pour les usages domestiques, marque environ un degré de moins.

L'eau de ces deux puits présente de nombreuses bulles gazeuses qui viennent crever à la surface et produisent, dans le grand puits, comme un mouvement d'ébullition. Les gaz qui forment ces bulles sont, pour le grand puits, l'azote et l'acide carbonique; pour le puits de César ces deux derniers gaz plus une petite proportion d'oxygène.

### COMPOSITION CHIMIQUE.

D'après les analyses de M. J. Lefort, 1 litre de l'eau du grand puits contient, à la température ordinaire, un poids de résidu salin égal à 1gr.1445. La composition hypothétique des sels anhydres formant ce résidu est la suivante :

|  | Gr. |
|---|---|
| Bicarbonate de soude........ | 0,4169 |
| — de potasse....... | 0,0129 |
| — de magnésie..... | 0,0057 |
| — de chaux....... | 0,1455 |
| — de fer ......... | 0,0042 |
| — de manganèse.... | Traces |
| Sulfate de soude........... | 0,3896 |
| Chlorure de sodium........ | 0,1788 |
| Iodure de sodium.......... | Traces |
| Silice.................... | 0,1121 |
| Matière organique azotée..... | Traces |
|  | 1,2657 |

On voit, en additionnant les chiffres qui précèdent, que le résultat obtenu par le calcul se rapproche beaucoup de celui donné par l'expérience.

Quant aux gaz contenus dans l'eau du grand puits, M. Lefort a trouvé, pour leurs proportions respectives, par litre d'eau :

|  | c. c. |
|---|---|
| Oxygène................. | 00 |
| Azote.................... | 13 |
| Acide carbonique libre...... | 0,0490 |

L'analyse de l'eau du puits de la Croix a donné des résultats un peu différents :

|  |  | c. c. |
|---|---|---|
| Gaz......... | Oxygène..................... | 1,1 |
|  | Azote........................ | 10,2 |
|  | Acide carbonique libre.......... | 0,0393 |
| Sels anhydres. | Bicarbonate de soude.......... | 0,4167 |
|  | — de potasse......... | 0,0125 |
|  | — de magnésie........ | 0,0057 |
|  | — de chaux.......... | 0,1463 |
|  | — de fer............. | 0,0039 |
|  | — de manganèse....... | Traces |
|  | Sulfate de soude.............. | 0,3848 |
|  | Chlorure de sodium............ | 0,1782 |
|  | Iodure de sodium............. | Traces |
|  | Silice....................... | 0,1030 |
|  | Matière organique azotée........ | Traces |
|  |  | 1,2505 |

Nous avons mentionné plus haut les conférves qui croissent en grande quantité dans les eaux de Néris. Comme elles entrent en applications topiques dans le traitement hydro-minéral, il importait d'en connaître la composition. M. Lefort les a analysées. Il a trouvé que 100 parties de conferves récentes contiennent 97,75 parties d'eau et 2,25 de matière organique et de principes minéraux. Les conferves sèches renferment, pour 100 parties :

|  |  |
|---|---|
| Carbonate de chaux........ | 3,4791 |
| — de potasse....... | 0,1905 |
| — de chaux........ | 24,6839 |
| — de magnésie...... | 0,4151 |
| Sulfate de chaux........... | 2,5874 |
| Chlorure de sodium ) | |
| Iodure de sodium \ ...... | Traces |
| Oxyde de fer............. | 2,1301 |
| Oxyde de manganèse....... | 0,0472 |
| Silice................... | 22,3829 |
| | 55,9162 |
| Matière organique.... ..... | 44,0838 |
| | 100,0000 |

Les analyses précédentes datent de 1857. Deux ans plus tard, M. Lefort, opérant sur une plus grande masse d'eau minérale, y a découvert la présence du fluorure de sodium. D'après M. de Gouvenain, l'eau de Néris contiendrait au moins 0gr.0061 de fluor par litre.

### MOYENS BALNÉOTHÉRAPIQUES.

Néris possède deux établissements, un grand et un petit. Le grand est, de l'avis de tous les hommes compétents, l'un des mieux organisés non-seulement de la France, mais de l'Europe entière. Le petit est consacré aux malades de la classe peu aisée et à ceux que reçoit l'hôpital. Nous renvoyons, pour la description détaillée de ces deux établissements, au travail publié par M. de Laurés, en 1869, *Sur les eaux de Néris;* nous nous bornerons à faire connaître rapidement les modes d'administration des eaux et les moyens adjuvants dont on dispose pour compléter l'action du traitement hydro-minéral.

1° Modes d'administration des eaux. — Les eaux de Néris s'administrent en boisson, en bains, en douches, en vapeurs, en applications topiques des conferves.

*Eau minérale en boisson.* — L'eau de Néris est généralement peu prescrite en boisson. Les malades qui en font usage la boivent à la température du puits de la Croix, c'est-à-dire à 51°,5. Les doses varient de 1 à 4 et 6 verres par jour, pris moitié le matin à jeun, moitié vers quatre heures de l'après-midi. Pendant les fortes chaleurs de l'été, l'eau potable ordinaire de Néris, qui laisse beaucoup à désirer, comme l'ont démontré les analyses de M. Lefort, baisse encore en quantité et en qualité. Aussi, dans bien des ménages, emploie-t-on journellement pour la cuisine, comme pour la table, l'eau minérale refroidie. Sur les tables d'hôte, cette eau est servie dans des carafes spéciales, et bien des baigneurs la mélangent au vin du repas. Mais elle est loin de convenir à tout le monde, et ce mode d'administration ne nous semble pas devoir être abandonné au goût ou au caprice des malades. Sur nous, par exemple, et sur plusieurs personnes de notre entourage, elle a produit manifestement une diminution dans la sécrétion urinaire, une tendance à la constipation, alternant parfois avec un peu de diarrhée, et s'accompagnant presque toujours de douleurs abdominales sourdes et d'une diminution de l'appétit. Pour notre compte personnel, nous avons dû y renoncer, et la remplacer, pendant le fort de la sécheresse qui entretenait la mauvaise qualité de l'eau douce, par de l'eau de Saint-Galmier ou de l'eau de Saint-Pardoux.

*Bains.* — Les bains se prennent dans des baignoires ou dans des piscines.

La température des bains de baignoire varie généralement de 32 à 40 degrés centigrades; leur durée de quelques minutes à plusieurs heures. M. de Laurès a poussé cette durée jusqu'à 260 heures sans discontinuité pour un cas de névrose grave, et jusqu'à seize jours consécutifs dans un cas de vastes brûlures. Il existe, pour les bains prolongés, des baignoires spéciales où les malades, quelque infirmes qu'ils soient, trouvent à se placer commodément, soit sur un hamac, soit sur un lit, et où les plus valides peuvent à leur gré changer de position.

Le grand établissement possède quatre piscines, deux pour les hommes, deux pour les dames. L'eau de deux de ces piscines, dites *tempérées*, marque, le matin 34 degrés, l'après-midi 32 degrés centigr. L'eau des deux autres (piscines dites *intermédiaires* le matin, *chaudes* le soir) présente une température, le matin de 36 à 37 degrés, l'après-midi de 42 degrés. La durée du bain, dans les piscines tempérées, varie d'un quart d'heure à une, deux, trois, quatre heures ; dans les piscines chaudes, elle ne doit pas dépasser quelques minutes.

Le petit établissement renferme aussi quatre piscines, deux tempérées, à 36 ou 37 degrés, deux chaudes, à 40 et 42 degrés.

*Douches.* — Chaque cabinet de bain est muni d'un long tuyau en caoutchouc destiné, suivant sa longueur, à administrer des douches externes ou des douches vaginales. Ces douches s'administrent avant, pendant ou après le bain. Leur température varie en général, comme celle des bains, de 36 à 42 degrés. La hauteur de la colonne liquide qui mesure la pression ou la force de la douche est de 2<sup>m</sup>,68 pour les deux galeries du grand établissement et de 4<sup>m</sup>,28 pour les salles basses. Mais on peut faire varier cette pression ou cette force au moyen d'ajutages qui se vissent à l'extrémité du tuyau et qui, par leur surface, le nombre, le diamètre, la direction des trous dont ils sont percés, divisent et par conséquent affaiblissent plus ou moins le jet de la douche. Pour les douches vaginales, on adapte au tuyau ou à son ajutage une canule à grosse olive terminale percée latéralement de trous. La malade règle elle-même, au moyen d'un robinet, la force et la durée de la douche. Quelque précaution que l'on prenne, la douche vaginale administrée ainsi est assez souvent mal supportée, et nous lui avons parfois substitué avec avantage des irrigations faites avec l'eau même du bain au moyen d'une poire en caoutchouc, constituant une petite pompe aspirante et foulante dont la malade gradue le jeu d'après ses propres sensations.

Bien que l'installation des douches dont nous venons de parler présente quelques *desiderata*, elle est certainement l'une des meilleures qu'on puisse rencontrer. En faisant varier la température de ces douches, leur durée, la pression de la colonne liquide, sa force de percussion, le médecin peut obtenir à son gré des effets répondant à différentes médications.

*Vapeurs.* — Sous forme de vapeurs, les eaux de Néris sont utilisées, non en inhalations, mais en bains, soit d'étuve, soit d'encaissement. Ces derniers sont généraux ou partiels. La température moyenne des étuves est de 40 à 44 degrés. De l'eau minérale surchauffée sert à administrer des douches de vapeur, et ces douches peuvent être données dans des cabinets dont la température s'élève à 40 degrés, ce qui permet ainsi de soumettre simultanément le malade à un bain et à une douche de vapeur.

*Applications topiques des conferves.* — Ces applications avaient autrefois une grande vogue, et l'opinion populaire leur attribuait la plus grande partie des cures produites par le traitement thermal. Aujourd'hui le nombre croissant des malades et, au contraire, la culture décroissante des conferves, ont rendu ces applications moins fréquentes. C'est peut-être regrettable, car bien que, d'après les expériences cliniques de M. de Laurès, il faille rapporter surtout à l'eau minérale les effets qu'on a attribués aux conferves, il n'en est pas moins vrai que le même auteur reconnaît aux frictions pratiquées avec ces cryptogames une action stimulante et résolutive qu'on est heureux de pouvoir utiliser dans bien des cas. Les applications de conferves sous forme de cataplasmes présentent certaines difficultés pratiques et sont peu usitées.

2° Moyens adjuvants. — Nous ne ferons qu'énumérer ces moyens; ce sont : l'hydrothérapie, à laquelle se rattachent les douches ascendantes et les douches écossaises, dont on fait à Néris un fréquent et utile usage; le massage, que l'on pratique avant, pendant ou après les bains ou les douches soit d'eau, soit de vapeur; l'électricité, à courants continus ou intermittents; l'aquapuncture, excellent moyen de révulsion employé utilement contre

certaines névralgies rebelles et dans des cas de contracture hystérique; etc.

Nous n'insisterons pas davantage sur les développements de
l'ordre qui précède; nous n'avons donné que ceux qui nous ont
paru indispensables. Au lieu de répéter simplement ce qu'ont écrit
nos devanciers, nous préférons renvoyer le lecteur à leurs propres
travaux, et, parmi ces publications, en dehors des traités généraux
sur les eaux minérales qui consacrent tous un chapitre plus ou
moins étendu aux eaux de Néris, nous citerons plus particulièrement et recommanderons les suivantes :

P. Boirot-Desserviers. Recherches historiques et observations
médicales sur les eaux thermales et minérales de Néris en Bour-
bonnais. Paris, 1822.

C. de Laurès et A. Becquerel. Recherches sur les conferves
des eaux thermales de Néris, sur leur développement, leur struc-
ture intime, leurs usages en thérapeutique, etc. Paris, 1855.

J. Lefort. Etudes chimiques sur les eaux minérales et thermales
de Néris. Paris, 1858.

C. de Laurès. Les eaux de Néris. Paris, 1860.

E. Bayard. Etude sur Néris-les-Bains et ses eaux thermales.
Thèse inaugurale. Paris, 1873.

On trouvera, dans ces différents travaux, l'histoire politique, ar-
chéologique et hydrologique de Néris, sa topographie et sa clima-
tologie, la description de ses sources et de ses deux établissements
thermaux, la composition de ses eaux minérales, leurs propriétés
physiques et physiologiques. L'étude clinique de ces eaux, sauf
dans le livre de Boirot-Desserviers, écrit en 1822, y est à peine
ébauchée. C'est cette étude, la plus importante, en définitive, pour
les médecins et pour les malades, que nous entreprenons et que
nous comptons poursuivre en utilisant tous les matériaux qu'il
nous sera donné désormais de recueillir.

# INDICATIONS

« Les eaux minérales, dit M. Lhéritier, sont de véritables *pharmacies naturelles;* aussi possèdent-elles une action complexe comme le nombre des éléments qu'elles réunissent. En isolant chacun de ces éléments, on comprend que les causes de l'action des eaux minérales résident d'abord dans leur *état d'eau*, et tout à fait en dehors de leur composition chimique; ensuite dans la nature des principes dont elles sont imprégnées; puis enfin dans leur température et dans leur mode d'administration. »

Cette complexité des éléments auxquels les eaux minérales doivent leur action explique, d'un côté la multiplicité des indications thérapeutiques qu'elles peuvent remplir, et, d'un autre côté, la difficulté de préciser nettement ces indications par la connaissance seule des propriétés physiques, chimiques et même physiologiques des eaux. Par exemple, en ce qui concerne Néris, on peut dire que cette station est caractérisée principalement :

1° Par la haute thermalité des eaux ;

2° Par leur faible minéralisation ;

3° Par la nature de quelques-uns des principes qu'elles tiennent en dissolution (le fluorure de sodium, par exemple) ;

4° Par leur richesse en cryptogames confervoïdes ;

5° Par la variété de leur mode d'administration (bains de baignoire, de piscine, douches, étuves, application topique des conferves, etc.).

Il est permis de conclure de là que ces eaux doivent répondre à des indications générales multiples; leur action varie, en effet, suivant le mode d'administration employé et l'élément auquel on s'adresse plus spécialement. C'est ainsi que, si l'on fait dominer la haute thermalité dans le traitement hydro-minéral, on obtient une action excitante, stimulante, secondairement résolutive, qui convient plus particulièrement aux affections rhumatismales, à certaines paralysies, aux déformations consécutives à des traumatismes, etc.

Emploie-t-on au contraire les eaux à une température modérée, on atténue considérablement leur action primitive excitante, et, par suite de leur nature, de leur faible minéralisation, on obtient des effets calmants, sédatifs, antispasmodiques. Sous ce rapport, toutes les maladies, tous les symptômes morbides portant l'une des étiquettes *algie*, *hyperesthésie*, *spasme*, sont heureusement influencés par les eaux de Néris. En tête de ces maladies il faut noter naturellement celles qui affectent le système nerveux.

Ce n'est pas tout; cet effet sédatif des eaux de Néris permet d'y traiter avec avantage bon nombre de maladies parvenues à cette période intermédiaire, mal déterminée, où finit l'état aigu, où commence l'état chronique. Nous citerons plus spécialement, à ce sujet, les affections utérines. Lorsque, par un traitement plus ou moins actif, on a dominé les symptômes douloureux, congestifs ou inflammatoires qui présentaient le plus d'acuité, on sait avec quelle lenteur on obtient la disparition des dernières traces de la maladie, en particulier la résolution des lésions qui ont pour siège le col de l'utérus. Ici l'emploi des eaux minérales est indiqué; mais si l'on envoie immédiatement les malades à des eaux fortement minéralisées et par suite trop excitantes, on court le danger de réveiller les accidents aigus. Dans ces conditions, les eaux de Néris sont très-utiles et, administrées avec prudence, elles ne laissent courir aucun risque aux malades.

Parmi les principes que les eaux de Néris tiennent en dissolution, nous avons cité le fluorure de sodium; si l'on y joint les minimes proportions d'iode, de silice et de matière organique qu'elles renferment, peut-on attribuer à ces principes l'efficacité de leur action dans le traitement de certaines dermatoses, de même que dans celui des plaies, des ulcères, des brûlures dont elles hâtent la cicatrisation ? Nous posons simplement la question, désireux avant tout de bien établir les faits, et d'éviter toute hypothèse.

Partant de ce principe, nous nous bornons à signaler l'appoint important fourni à la médication résolutive par les applications topiques des conserves.

Nous avons indiqué plus haut les différents modes d'administration des eaux. Il en est un sur lequel il est utile d'insister, parce qu'il nous parait gros d'avenir pour le traitement de certaines maladies nerveuses, en particulier des accidents protéiformes qui se lient à l'hystérie : nous voulons parler des bains prolongés. C'est là un moyen puissant d'action, que M. de Laurès a su manier avec hardiesse et avantage, et qui doit fixer toute l'attention de ses successeurs.

On le voit, la connaissance des principaux éléments qui caractérisent les eaux de Néris, conduit à quelques indications générales. Mais quand il s'agit de résoudre le problème pratique que se pose tout médecin en face de son client, ces indications sont insuffisantes. Une même maladie, en effet, présente des variétés qui toutes ne sauraient être tributaires de la même médication ; et il faut reconnaître qu'entre ces modes si divers qu'offrent les maladies d'une part, et, de l'autre, la multiplicité des stations thermo-minérales qui semblent convenir au cas observé, le choix du praticien est souvent difficile et embarrassant. C'est à l'observation clinique qu'il appartient de compléter les données du problème et de résoudre, sinon toutes les inconnues, du moins celles qui intéressent au plus haut degré la santé des malades et la responsabilité des médecins. Dans les développements qui vont suivre, nous resterons donc sur le terrain exclusivement clinique et, sans nous préoccuper d'une division ou d'une classification doctrinale, prenant simplement les faits tels qu'ils se présentent à l'observation, nous passerons successivement en revue, au point de vue des avantages qu'on peut retirer de l'action des eaux de Néris, les groupes nosologiques suivants :

1° Affections rhumatismales.
2° Maladies du système nerveux.
3° Affections utérines.
4° Dermatoses.
5° Affections chirurgicales.

## I. — AFFECTIONS RHUMATISMALES.

La haute thermalité des eaux de Néris ne pouvait manquer de les signaler à l'attention des médecins et des malades pour le traitement des affections rhumatismales; aussi rencontre-t-on dans cette station toutes les formes, toutes les variétés du rhumatisme, depuis la plus simple myodynie jusqu'au rhumatisme noueux le plus invétéré.

### § I. — Rhumatisme musculaire.

Le rhumatisme musculaire chronique présente deux formes : une forme fixe dans laquelle la douleur reste localisée sur un ou plusieurs muscles; et une forme vague caractérisée par des accès subaigus dont le siége varie incessamment. Les eaux de Néris conviennent aux deux formes, mais, à l'instar d'ailleurs de toutes les autres eaux thermales et des différentes médications auxquelles on peut avoir recours, elles ont une efficacité plus grande et plus certaine dans la seconde forme que dans la première. Celle-ci, en effet, finit à la longue par produire, dans le muscle ou les muscles atteints, des altérations anatomiques amenant des atrophies ou des paralysies qui sont loin d'être irrémédiables, mais qui offrent une résistance plus grande aux traitements qu'on leur oppose. De là l'indication pratique de combattre de bonne heure le rhumatisme musculaire fixe et de prévenir ainsi les conséquences qu'il peut entraîner.

Le rhumatisme musculaire offre certains siéges de prédilection : les muscles du cou (torticolis), de l'épaule (omodynie), de la poitrine (pleurodynie), des lombes (lumbago), etc. Toutes ces variétés relèvent, au même titre, du traitement thermal. Le rhumatisme alterne parfois avec des névralgies, soit périphériques (névralgie cervico-occipitale dans le torticolis, cervico-brachiale dans l'omodynie, intercostale dans la pleurodynie, sciatique dans le lumbago, etc.), soit viscérales (gastralgie, entéralgie, hystéralgie, etc.). Dans ces différents cas, les eaux de Néris sont spécialement indiquées.

L'action sédative de ces eaux n'est pas immédiate. Le plus souvent elle est consécutive à une excitation plus ou moins vive qui ramène les douleurs avec un certain degré d'acuité. Mais cette excitation est de peu de durée et, après quelques jours de traitement, les douleurs s'apaisent, le calme renaît. D'autres fois, la période initiale d'excitation est moins accentuée, mais le malade n'en est pas toujours quitte pour avoir attendu et il peut arriver que, quelques jours à peine après la cessation du traitement, le rhumatisme fasse un brusque retour à l'état aigu. Nous verrons plus loin qu'il peut en être de même des névralgies. Ceci ne doit pas décourager les malades, et il n'en résulte nullement qu'ils aient perdu, pour la suite, le bénéfice de leur cure thermale.

Voici une observation qui peut en quelque sorte se dédoubler (le malade a fait deux saisons) et offre un excellent exemple de l'effet des eaux de Néris dans le traitement du rhumatisme musculaire chronique (1).

---

(1) Bien que nous écrivions pour les médecins, non pour les gens du monde, et que notre travail ait ainsi peu de chance de tomber sous les yeux des personnes qui fréquentent Néris, nous avons cru devoir garder la plus grande discrétion sur les renseignements personnels qui pourraient faire reconnaître des autres malades, ou de leur propre entourage, ceux dont nous avons recueilli et dont nous publions l'observation. A cet effet nous n'indiquons ni leur profession, ni la ville qu'ils habitent, ni le nom du médecin qui nous les a adressés et, au lieu de les désigner par la lettre initiale de leur nom, comme cela se fait le plus souvent, nous employons pour tous la même lettre X, qui, dans les sciences, représente toujours une inconnue. En agissant ainsi, nous pouvons servir les intérêts de la science et de la pratique sans craindre de nous exposer à manquer, envers nos malades, aux devoirs que nous imposent notre profession et la confiance dont eux et leur médecin veulent bien nous honorer.

## Observation I.

RHUMATISME DES MUSCLES DU COU ET DE L'ÉPAULE ALTERNANT AVEC
UNE NÉVRALGIE CUBITALE.

M. X..., âgé de 40 ans, d'une assez bonne constitution, n'a jamais
eu de maladie grave. Condamné, par sa position, à une vie sédentaire,
il est sujet à une dyspepsie qui revêt parfois la forme gastralgique. Depuis l'âge de 18 ans il porte sur le dos, les épaules, la partie antérieure
de la poitrine, une éruption d'acné qui revient par poussées successives
plus ou moins confluentes, suivant le régime et l'état des fonctions digestives. Il y a quelques années, il a été pris subitement, dans les muscles profonds et postérieurs du cou, d'une douleur extrêmement aiguë
qui n'a cédé qu'à l'application de ventouses scarifiées et aux narcotiques. Depuis cette époque, il a eu tous les cinq ou six mois des attaques de rhumatisme aigu portant spécialement, tantôt d'un côté,
tantôt de l'autre, dans les muscles du cou et de l'épaule. Dans l'intervalle il ressent fréquemment, dans les mêmes points, des douleurs
sourdes qui constituent plutôt une gêne qu'une véritable souffrance.
Parfois l'attaque rhumatismale est remplacée par une névralgie cubitale
se montrant surtout à gauche. Les manifestations, du côté des membres
inférieurs, ont été plus rares ; il n'y a rien à noter que quelques sensations de froid, de gêne, d'engourdissement dans la jambe gauche et, au
pied droit, une seule attaque de névralgie dorsale qui a cédé à l'application de l'électricité (courant induit). La dernière attaque aiguë a eu
lieu au mois de janvier. Elle a été très-intense et n'a pas duré moins
de dix jours.

M. X... commence un traitement thermal à Néris le 4 juin. A ce moment il n'éprouvait aucune douleur. Le traitement a consisté en bains
(de baignoire ou de piscine) à 34 et 36 degrés, d'une demi-heure à une
heure de durée, et en douches locales de 8 à 15 minutes à 38 degrés.

6 juin. Quelques douleurs erratiques au cou, aux épaules, aux lombes.
Poussée acnéique, principalement aux points sur lesquels frappe la
douche.

10. La poussée d'acné devient plus confluente et se manifeste en des
points qui ne sont pas atteints par la douche, au front, par exemple.
Courbature générale.

11. Pendant la nuit, légère douleur à l'épaule droite. Dans la soirée,
accès très-léger aussi et très-court de gastralgie. La poussée acnéique
a perdu de son intensité.

12. En sortant du bain, le malade s'est un peu refroidi. Quelques
élancements névralgiques dans le bras gauche.

13. Point de douleurs. La poussée acnéique s'atténue de plus en plus.

14. M. X... est obligé d'interrompre son traitement, avec l'espoir toutefois de pouvoir le reprendre à la fin de la saison. Il le reprend même plus tôt qu'il ne pensait.

Le 9 août, en effet, les douleurs reparaissent à l'état aigu dans les muscles postérieurs et latéraux du cou, du côté droit.

Le 10, une douche à 38 degrés procure un soulagement marqué.

11. La douleur a reparu très-vive le matin. Bain à 36 degrés, douche à 38 degrés. Atténuation de la douleur vers le soir.

14. Cette atténuation a persisté et fait des progrès, mais la douleur s'est réveillée plus forte ce matin. Du reste elle est généralement plus intense pendant la nuit et va même jusqu'à éloigner le sommeil. Mouvements très-pénibles. On élève la température de la douche (39 degrés) et on augmente sa force de percussion. On produit ainsi une révulsion puissante. La douleur n'en persiste pas moins et l'accalmie ordinaire qu'elle subit le soir est moins marquée.

15. Extension de la douleur qui a conservé le même degré d'acuité. On diminue la force de percussion de la douche. Révulsion moins grande, mais sédation plus marquée de la douleur.

16. Après déjeuner, malaise subit caractérisé par des lipothymies, des nausées, un refroidissement périphérique considérable, surtout aux membres inférieurs. Tout s'arrête là. Les douleurs diminuent. La nuit qui suit est excellente.

20. Amélioration persistante. Quelques douleurs erratiques seulement au cou, aux épaules et à la partie postérieure de la jambe gauche.

21. En sortant du bain, vive sensation de froid à l'oreille gauche. Il en résulte, pendant quelques jours, une douleur au niveau du tragus, assez forte pour empêcher le malade de rester couché sur cette oreille. Les autres douleurs ont d'ailleurs disparu.

28. Elles se réveillent une dernière fois au niveau des attaches cervicales du trapèze.

2 septembre. M. X... ne souffre plus. Il cesse le traitement thermal.

Depuis cette époque, les douleurs ont reparu à différentes reprises, mais beaucoup moins vives que par le passé. L'attaque aiguë qui revenait d'habitude au mois de janvier et durait plusieurs jours, n'a pas manqué, mais elle a été moins intense et a cédé, au deuxième jour, à une simple application de coton iodé. Le malade n'a pas eu une seule atteinte de névralgie cubitale. Il semble toutefois que les douleurs sourdes et erratiques que réveillent certaines conditions météorologiques, ont gagné en surface et en persistance ce qu'elles ont perdu en intensité. Du reste, ce n'est là qu'une nuance et il y a tout lieu de penser que l'amélioration produite chez M. X... par sa première cure thermale, sera accrue et consolidée par une nouvelle saison qu'il se propose de passer à Néris.

### § 2. — Rhumatisme articulaire.

Nous avons dit plus haut que la faible minéralisation et l'action sédative (quand la température est modérée) des eaux de Néris permettent de les employer à la période subaiguë de certaines maladies, et nous avons cité les maladies utérines : le rhumatisme articulaire nous offre un second exemple ; il vient à Néris des malades convalescents d'un rhumatisme articulaire aigu ; nous en avons eu deux cas à traiter l'an dernier.

## Observation II.

CONVALESCENCE DE RHUMATISME ARTICULAIRE AIGU ; LÉSIONS CARDIAQUES GRAVES ; IMPRUDENCES DE LA MALADE ; TRAITEMENT INCOMPLET, SUIVI NÉANMOINS D'UNE AMÉLIORATION NOTABLE.

M^lle X..., âgée de 18 ans, d'une constitution un peu faible, arrive à Néris convalescente d'une attaque de rhumatisme articulaire aigu très-grave, compliqué d'endocardite et, au dire de la malade, d'accidents cérébraux. La dernière prescription de son médecin portait :

« Appliquer à la région du cœur deux petits cautères qu'il faudra garder pendant deux mois.

« Digitaline Homolle et Quevenne, un granule matin et soir.

« Aller pendant un mois prendre les bains de Néris.

« Régime ordinaire. »

Ce que la jeune malade redoutait le plus, c'était l'application des deux cautères, et elle pensait, non sans raison, que nous partagerions à cet égard et appuierions l'avis de notre confrère. Aussi décide-t-elle sa mère à ne pas venir nous consulter et commence-t-elle, *proprio motu*, un traitement sur les indications du premier venu. Elle débute par des bains à 38 degrés et des douches à 40 et même 42 degrés. Elle ne tarde pas à s'arrêter : les douleurs articulaires se réveillent des plus vives et il survient des symptômes cardiaques sérieux qui l'obligent à garder le lit ou la chambre pendant près de trois semaines. Remise de ces premiers accidents, elle recommence à prendre des bains et des douches à la même température que précédemment ; les mêmes symptômes se reproduisent et elle se décide à venir nous demander notre avis.

25 juillet. Plusieurs articulations (coudes, poignets, genoux) sont encore gonflées et douloureuses. Les battements du cœur sont irréguliers,
tumultueux ; l'auscultation révèle un double bruit de souffle très-rude.
Palpitations, dyspnée, essoufflement, troubles circulatoires exprimés
par des taches cyanotiques sur les membres, lipothymies, etc. ; faiblesse,
peu d'appétit, sommeil agité, état névropathique faisant brusquement
passer la malade du rire aux larmes et réciproquement.

Mlle X..., suivant la prescription de son médecin, a continué de prendre deux granules de digitaline par jour. Mais elle ne veut pas entendre
parler de l'application des cautères, et c'est même en vain que nous proposons de les remplacer par un vésicatoire volant. Nous suspendons
l'emploi de la digitaline à cause des troubles digestifs et prescrivons des
bains de courte durée à 34 ou 35 degrés et des douches à 36 degrés, avec
une force de percussion très-modérée, sur les articulations malades.

31 juillet. La malade a très-bien supporté le traitement ; elle est devenue plus calme ; la circulation se fait mieux ; l'essoufflement est
moindre ; les douleurs articulaires ont à peu près disparu. Les règles
surviennent et font suspendre le traitement. Elles sont peu abondantes.

2 août. Palpitations ; douleur au genou droit. L'application d'un ca-
taplasme Hamilton laudanisé, dont la malade fait usage en pareil cas,
suffit pour la calmer. Nous proposons de nouveau l'application d'un vésicatoire volant, qui est ajournée jusqu'après le retour à Paris. La malade revient aux granules de digitaline.

3 août. Les bains sont repris, mais ils produisent des palpitations, de
la dyspnée, et l'on doit les suspendre de nouveau. Du reste les articulations vont très-bien ; le cœur seul est resté malade.

5 août. Malgré ces lésions du côté du cœur, la jeune malade assiste à
un bal et danse une partie de la nuit. Elle quitte Néris le surlendemain
sans trop se ressentir des fatigues de cette soirée.

Cette observation est intéressante à un double point de vue : elle
montre d'abord l'action favorable du traitement thermal, même incomplet et irrégulier, sur la disparition des dernières manifestations articulaires du rhumatisme aigu. En second lieu, l'absence
d'aggravation des complications cardiaques, malgré les grandes imprudences de la malade, fait voir que ces complications, alors
même qu'elles consistent dans des lésions organiques graves, ne
constituent pas une contre-indication absolue au traitement thermal; nous reviendrons plus loin sur ce point.

La seconde malade que nous avons eu à soigner à Néris pour un rhumatisme articulaire aigu arrivé à la période de la convalescence ne présentait aucune complication cardiaque et, sous l'influence du traitement thermal, les dernières traces de l'affection articulaire n'ont pas tardé à disparaître. Mais ce n'est pas le seul bénéfice qu'elle ait retiré des eaux de Néris ; atteinte depuis dix-huit mois d'une métro-ovarite, elle a éprouvé aussi sous ce rapport une amélioration considérable sur laquelle elle ne comptait pas. Nous publions plus loin son observation. (Obs. XXVII.)

On voit, par ces deux faits, que les eaux de Néris peuvent être employées utilement pour hâter la convalescence du rhumatisme articulaire aigu. Mais c'est surtout au rhumatisme chronique que convient le traitement thermo-minéral.

Cliniquement, le rhumatisme articulaire chronique se présente sous trois formes principales. Les deux premières répondent aux formes que nous avons rappelées plus haut pour le rhumatisme musculaire. Dans certains cas, en effet, le rhumatisme est fixe et reste localisé à une ou plusieurs articulations où il détermine à la longue des lésions plus ou moins profondes. D'autres fois il se manifeste par des douleurs articulaires vagues, erratiques, que le moindre changement dans les conditions météorologiques réveille, qui siégent tantôt dans une articulation, tantôt dans une autre, et alternent parfois avec des myodynies ou des névralgies. Il va sans dire que cette seconde forme n'entraîne pas dans les articulations des désordres aussi sérieux que la première. Elle exprime aussi une disposition générale de l'économie plus facile à modifier par les eaux peu minéralisées comme celles de Néris. La forme fixe se rencontre, en effet, plus souvent alliée au lymphatisme et, en pareil cas, les eaux sulfurées ou chlorurées sont plus spécialement indiquées. Les indications tirées ainsi de la diathèse dont dépend ou avec laquelle coïncide le rhumatisme ont leur importance en thérapeutique thermale. Sous ce rapport, les eaux de Néris conviennent surtout aux cas dans lesquels aucune diathèse n'est franchement accusée et où l'acuité, la mobilité des douleurs, l'irritabilité du malade expriment plutôt un état général névropathique. Comme exemple de l'un de ces cas, nous rapporterons l'observation suivante :

## Observation III.

RHUMATISME ARTICULAIRE CHRONIQUE ALTERNANT AVEC DES DOULEURS NÉVRALGIQUES. — AMÉLIORATION CONSIDÉRABLE ET PERSISTANTE.

M$^{lle}$ X..., âgée de trente ans, grande, fortement constituée, du moins en apparence, a joui d'une parfaite santé jusqu'à ces dernières années, où des revers de fortune sont venus frapper sa famille. Il y a quatre ans, en descendant les marches d'un escalier, elle fit une chute grave et son corps porta principalement sur la tête et le genou. La blessure de la tête fut insignifiante ; mais celle du genou détermina une arthrite consécutive qui maintint la malade alitée pendant plusieurs mois. Pour consolider la guérison, on l'envoya à Aix. Là, à la suite d'un refroidissement, elle fut prise de douleurs violentes qui eurent tendance à se généraliser, mais dont les manifestations principales furent une coccyodynie et une sciatique. Ces douleurs se montrèrent très-rebelles ; elles résistèrent aux frictions stimulantes, aux bains de vapeurs, aux bains de Barèges, à l'hydrothérapie, aux applications de teinture d'iode, aux injections hypodermiques, etc. Une seconde saison à Aix ne produisit qu'un soulagement momentané. La malade, devant passer dans le Berri une partie de l'été dernier, nous a été adressée à Néris.

A son arrivée, 30 juin, elle se trouve considérablement améliorée par un séjour d'un mois à la campagne pendant lequel elle a pris des bains très-chauds suivis de vigoureuses frictions faites avec du kirsch. Les genoux sont peu douloureux. Ce dont la malade se plaint surtout, c'est d'une sciatique, du côté gauche, depuis l'origine du nerf jusqu'au genou. Nous prescrivons des bains à 36 degrés et des douches à 38 degrés avec une force de percussion modérée.

1$^{er}$ et 2 juillet. La malade trouve le bain trop froid, les douches trop froides aussi et trop faibles. Elle obtient de la baigneuse des bains à 39 degrés et des douches à 43 degrés sans l'ajutage en petite pomme d'arrosoir qui modère la force de la percussion.

4 juillet. Excitation considérable. La douleur sciatique devient tellement vive dans la nuit que M$^{lle}$ X... nous envoie chercher. Une injection hypodermique de chlorhydrate de morphine la calme.

6 juillet. La douleur est restée amoindrie, mais il existe un malaise général, avec embarras gastrique et un grand affaissement moral. Prescriptions : 25 grammes de sulfate de magnésie. Bains à 36 degrés, douches à plein jet à 39 degrés.

8 juillet. Amélioration notable de l'état général et de l'état local. Douleurs très-modérées.

10 juillet. La malade qui, à Aix, s'était bien trouvée du massage, nous demande à l'employer, ce à quoi nous souscrivons volontiers. Mais elle y renonce dès le 13. .

14 juillet. Des douches un peu fortes et chaudes ont reproduit l'excitation générale du début et provoqué une douleur vive dans le bras gauche. En même temps malaise, grand agacement, découragement profond, pleurs, etc. Bains à 36 degrés. Douche légère et à 37 degrés sur le bras gauche, plus forte et à 39 degrés sur le trajet du nerf sciatique gauche.

15 juillet. Notable amélioration. La douleur du bras a disparu, celle de la jambe est à peine sensible. Le courage et la gaîté sont revenus. La malade fait le soir une promenade avec bonheur.

16 juillet. Sous l'influence d'un violent orage, la malade est prise d'une assez vive douleur dans le médius de la main gauche.

17 juillet. Cette douleur s'est calmée après l'orage. Mais la malade se refroidit et éprouve immédiatement de nouvelles douleurs aux genoux et sur le trajet du sciatique. Bains et douches *ut supra*, douches de vapeur sur les genoux.

20 juillet. Amélioration. Etat général très-satisfaisant. Douleur disparue sur le trajet du sciatique, mais persistant encore dans les genoux. Les règles surviennent et la malade quitte Néris le 21.

Elle y revient, au mois d'août, faire une seconde cure d'une douzaine de jours. La persistance de la douleur aux genoux lui inspire des inquiétudes pour l'hiver prochain. Bains à 36 degrés, douches à 39 degrés. Amélioration rapide. Quand la malade quitte définitivement Néris, elle ne souffre plus ou presque plus des genoux, ni de la douleur sciatique et l'état général est des plus satisfaisants. Nous avons eu occasion de la rencontrer depuis; l'amélioration s'est maintenue.


Les eaux de Néris, moins promptement et moins largement efficaces dans le traitement du rhumatisme articulaire chronique à forme fixe, ne laissent pas cependant d'être utiles même dans les cas de lésions anciennes et profondes compromettant les fonctions des articulations atteintes. Ici encore le soulagement sera d'autant plus grand que la maladie ne se rattachera à aucune diathèse bien déterminée et sera plutôt l'expression d'une disposition générale purement rhumatismale ou névropathique.

## Observation IV.

RHUMATISME ARTICULAIRE CHRONIQUE DATANT DE VINGT-DEUX ANS ET
AYANT AMENÉ UNE ANKYLOSE INCOMPLÈTE DES DEUX ARTICULATIONS
COXO-FÉMORALES ; CONTRACTURE DES MUSCLES ADDUCTEURS DE LA
CUISSE. — AMÉLIORATION MARQUÉE.

M$^{me}$ X.. , 48 ans, a eu les premières manifestations rhumatismales,
il y a vingt-deux ans, à la suite d'un accouchement. L'affection s'est
d'abord localisée dans une articulation de la hanche avec irradiations le
long du nerf sciatique. Elle a produit une ankylose incomplète de cette
articulation. Puis elle a gagné l'autre articulation coxo-fémorale, suivant à peu près la même marche et produisant les mêmes lésions, les
mêmes troubles fonctionnels. Actuellement toute douleur spontanée ou
provoquée par les mouvements a à peu près disparu ; mais ces mouvements sont restreints à la flexion et à l'extension de la cuisse sur le bassin. L'abduction est impossible ; les deux genoux ne peuvent être écartés
l'un de l'autre de plus de 6 ou 7 centimètres. L'obstacle à un écartement
plus considérable provient de deux causes : des lésions articulaires et de la
contraction, permanente à un certain degré, des muscles adducteurs. La
première cause d'ailleurs paraît la plus efficace. La seconde a surtout
pour effet de rapprocher les jambes en les portant dans la rotation en
dedans et de faire appuyer et frotter les genoux l'un contre l'autre. Ce
contact, cette pression réciproque des genoux ne laissent pas de cau-
ser quelque douleur et la malade se propose d'y interposer un corps
élastique, comme un petit sac de caoutchouc insufflé d'air. Les hanches
du reste sont peu déformées ; la seule déformation résulterait d'une atrophie relative des muscles abducteurs et rotateurs en dehors. Pas de trace
de luxation ni de productions osseuses péri-articulaires. Les genoux sont
un peu sensibles. Les jambes sont le siége d'un œdème considérable
surtout au niveau des malléoles. La malade ne marche que très-difficilement et dans la chambre seulement, s'appuyant sur les meubles, sur
une canne, sur le bras de sa bonne.

Du côté des membres supérieurs, M$^{me}$ X... éprouve depuis quelques
temps comme des fourmillements dans les mains, de la roideur dans les
jointures, quelquefois une véritable douleur à l'extrémité des doigts.

L'état général de la malade est satisfaisant. Depuis quelques années,
elle a pris un notable embonpoint. Les fonctions s'accomplissent bien.
L'œdème des membres est dû évidemment à une gêne circulatoire de
cause locale. La sensibilité est intacte partout.

M$^{me}$ X... est une habituée des eaux de Bourbon-l'Archambault. Elle
s'en est généralement bien trouvée, elle en est revenue plus forte. Cette

année, les fourmillements et les douleurs qu'elle éprouve dans les mains et une irritabilité générale plus grande lui ont fait craindre l'excitation de ces eaux, et elle s'est décidée à tenter une cure à Néris, où elle est déjà venue il y a une vingtaine d'années, et dont elle a gardé aussi un bon souvenir.

Le traitement que nous lui avons prescrit a consisté principalement en bains de 35 à 36 degrés, en douches de 37 à 38 degrés, en massage des membres inférieurs, et dans une gymnastique appropriée des articulations enkylosées. Sous l'influence de ce traitement, dont il est inutile de suivre jour par jour les effets, l'œdème des membres inférieurs a complétement disparu ainsi que la douleur des genoux ; l'écartement des deux jambes a pu être porté à un degré plus considérable ; la contracture des muscles adducteurs a perdu de sa rigidité ; la marche est devenue un peu plus facile ; les fourmillements et les douleurs ressentis dans les mains se sont fortement amendés.

Nous avions conseillé à M^me X... de continuer le massage et la gymnastique des articulations coxo-fémorales, afin d'atténuer les effets croissants de la contracture des adducteurs et du défaut des mouvements d'abduction ; ces pratiques sont difficiles dans la vie ordinaire, et M^me X... n'a peut-être pas eu assez de fermeté et de persévérance pour les continuer. Quoi qu'il en soit, nous savons que, trois mois après son départ de Néris, l'amélioration qu'elle y avait trouvée s'était à peu près maintenue.

La troisième forme du rhumatisme articulaire chronique est celle que les auteurs décrivent sous le nom de *rhumatisme articulaire chronique progressif, rhumatisme noueux, polyarthrite déformante*, etc. On sait qu'elle est caractérisée principalement par une marche envahissante, atteignant successivement un grand nombre de jointures ; par les déformations de ces jointures (gonflement, hydarthrose, subluxations, luxations) dues aux lésions dont elles sont le siége et qui intéressent tous les tissus ; par les déviations des membres résultant à la fois des déformations précédentes et de la contracture des muscles qui prennent leur insertion dans le voisinage des articulations malades ; par une atrophie consécutive des musclés contracturés, et même des os ; enfin par un état d'infirmité qui varie suivant le nombre des jointures atteintes et peut aller jusqu'à l'impossibilité absolue de se mouvoir, même pour prendre les aliments.

Une foule de médications ont été préconisées contre cette forme de rhumatisme; elles ont donné de bien rares succès; on soulage, mais le plus souvent, malheureusement, on ne guérit pas. Les eaux minérales, en particulier celles de Néris, occupent un rang important dans la série de ces médications palliatives, et le soulagement qu'elles procurent peut même se manifester assez promptement. En voici un exemple :

## Observation V.

### RHUMATISME NOUEUX A ÉVOLUTION RAPIDE. — AMÉLIORATION.

M^me X..., 50 ans environ, d'une faible constitution, s'est dévouée pendant dix-huit ans aux soins de ses parents malades. Elle est mariée depuis quatre ans seulement. Les premières manifestations de son affection rhumatismale remontent au mois de novembre dernier. A ce moment elle a été atteinte, non-seulement du côté des articulations, mais encore du côté des viscères; il y a eu, en effet, une diarrhée intense, et des troubles cardiaques allant jusqu'à l'asystolie. Ces complications viscérales se sont amendées dans le courant de janvier, et la malade a repris des forces, mais l'affection articulaire a progressé. Lorsque M^me X... nous est adressée (15 juin), les articulations médianes des doigts, le coude droit et les deux genoux sont très-volumineux et douloureux; l'atrophie musculaire, qui est déjà assez avancée, fait ressortir le gonflement de ces jointures. M^me X... se sert difficilement de ses mains; elle ne peut couper la viande ni se coiffer; elle ne marche que très-difficilement et appuyée sur le bras de quelqu'un. Il lui est impossible de monter ou de descendre un escalier; il faut la porter. Elle a besoin d'une aide permanente pour les soins de sa personne. L'atrophie des muscles ne s'accompagne pas de contracture. L'estomac et l'intestin fonctionnent bien. Battements du cœur irréguliers; pouls intermittent.

Le traitement a consisté en bains et en douches, dont on a augmenté progressivement et avec beaucoup de prudence la durée et la température, et en frictions avec des conferves sur les articulations malades.

16-19 juin. Les premiers bains et les premières douches exaspèrent les douleurs articulaires. Le pouls reste normal et régulier.

21. Pouls irrégulier et intermittent à la suite de la douche. Ce symptôme ne dure pas. Les douleurs articulaires se sont amendées. Le coude est moins volumineux; la grosseur des genoux est à peu près la même (de 38 à 38 centimètres et demi de tour). Mais ils offrent un peu moins

de roideur. La malade se tient mieux debout, elle se sent un peu plus forte et fait une courte promenade au bras de son mari dans le corridor de l'hôtel. Etat général satisfaisant.

23. L'emploi d'un ajutage augmentant la force de la douche réveille les douleurs. Depuis hier soir, le poignet gauche est devenu gonflé et sensible. La douleur des genoux s'irradie vers les jambes.

26. Les genoux ont diminué d'un centimètre. Le poignet est moins douloureux. Par contre, le coude droit est plus gros et plus sensible.

27. Le coude et le poignet vont mieux. Les genoux sont un peu plus douloureux et ont repris leurs dimensions premières. Dans le bain quelques palpitations et quelques intermittences du pouls. Un peu plus de faiblesse dans les jambes.

30. Genoux moins sensibles, plus souples, mesurant de 37 à 38 centimètres de tour. La malade peut rester assise un peu plus d'une heure les genoux ployés. Elle a même pu gravir l'escalier appuyée, d'un côté sur la rampe, de l'autre sur le bras d'une personne. Jusqu'ici on a toujours dû la porter.

5 juillet. La malade a pris 20 bains et 18 douches. Son état général est très-satisfaisant, sauf un certain degré de faiblesse qu'on peut attribuer à la fois à l'action des eaux et à l'influence de la température atmosphérique. Elle n'en désire pas moins suspendre son traitement, qu'elle se propose de venir reprendre et compléter dans le cours de l'arrière-saison. Elle est heureuse de l'amélioration produite. Les irrégularités des battements du cœur et les intermittences du pouls sont, en effet, moins fréquentes; le coude et le poignet sont un peu moins douloureux; les genoux, beaucoup plus souples, moins sensibles et plus forts, permettent à la malade de rester assise et de monter les escaliers, ce qui lui était impossible auparavant. Il est peut-être regrettable qu'elle n'ait pas donné suite à son projet de retourner passer quelques jours à Néris vers la fin de la saison.

Quand le rhumatisme noueux date de longtemps et a eu une évolution lente, l'effet immédiat des eaux, sans être nul, est moins prononcé.

## Observation VI.

RHUMATISME NOUEUX DATANT DE QUINZE ANS ET AYANT AMENÉ UNE ANKYLOSE DES ARTICULATIONS CERVICO-VERTÉBRALES.

M^me X..., 49 ans, encore réglée, mais d'une manière irrégulière, offre une constitution assez bonne. Pas d'antécédents héréditaires. Les fonctions s'accomplissent généralement bien. Elle a commencé de souffrir des genoux il y a quinze ans, à la suite d'une exposition au froid humide dans une prairie. Concurremment, ou très-peu de temps après, sont survenues des douleurs vives à la région cervicale de la colonne vertébrale. Depuis quatre ans, les douleurs ont augmenté d'intensité ; en même temps, les jointures malades se sont déformées, leurs mouvements sont devenus plus difficiles, plus limités, plus douloureux. Une saison à Luxeuil semble avoir fait plus de mal que de bien. Voici l'état actuel de la malade (21 juillet).

Les articulations cervico-vertébrales sont le siége d'une ankylose à peu près complète. La malade ne peut baisser, relever ni retourner la tête, fixée dans une position à moitié ou au quart fléchie. Les apophyses épineuses des dernières vertèbres cervicales font une saillie considérable. Les mouvements de flexion, d'extension, de latéralité se passent à la partie supérieure du tronc. Le cou est d'ailleurs en ce moment peu douloureux, soit à la pression, soit par les mouvements spontanés ou provoqués, dans la faible limite où ils sont possibles.

Les genoux sont fortement tuméfiés. Le gonflement du genou gauche paraît porter sur tous les tissus. Le genou droit, un peu moins gros, mais plus douloureux, est le siége d'un épanchement. Par la pression, on a la sensation de corps riziformes passant d'un point de la synoviale à un autre, comme dans les kystes du poignet. Cette sensation est à peine prononcée à gauche. Le gonflement des genoux fait ressortir la maigreur des membres inférieurs dont les muscles sont en voie d'atrophie. Les mouvements d'extension sont très-limités ; ceux de flexion sont encore assez faciles. La flexion est du reste la position normale de la malade, même couchée. Les articulations tibio-tarsiennes et celles des gros orteils sont gonflées, douloureuses ; le pied est le siége d'un œdème considérable remontant au-dessus des malléoles. La malade a de la peine à marcher. Ce n'est que très-difficilement et puissamment aidée, qu'elle peut gravir un premier étage.

Les mains ne sont pas restées indemnes ; l'index et le médius de la main droite, et deux autres doigts de la main gauche ont aussi leurs articulations prises. La malade a de la peine à fermer les mains, surtout la main droite.

Peu de chose du côté du cœur, peut-être un peu de rudesse dans les bruits. Le pouls offre une intermittence toutes les douze ou quatorze pulsations. Les poumons sont sains. Les digestions sont bonnes. Seulement la malade présente une grande irritabilité nerveuse.

Le traitement a consisté en bains de 35 à 36 degrés, douches de 38 à 41 degrés et en massage des membres inférieurs. Il a été interrompu, par le retour des règles, du 1er au 4 août. Il a produit dans les douleurs une exaspération qui n'a pas été de longue durée et a été suivie d'une sédation marquée. Finalement, quand la malade quitte Néris, le 15 août, l'œdème des pieds a disparu et les mouvements dans les articulations tibio-tarsiennes sont plus faciles. Les genoux ont cessé d'être douloureux et ils ont plus de souplesse, mais ils sont tout aussi volumineux et n'ont pas acquis plus de force. Pendant quelques temps les bras semblaient aussi avoir pris plus de souplesse, et la malade pouvait porter les mains plus haut sur la tête ; cette amélioration ne paraît pas s'être maintenue au même degré ; cependant tous ceux qui voient la malade sont d'accord pour dire qu'elle relève un peu plus la tête. Sauf un peu de faiblesse, l'état général est très-satisfaisant ; l'irritabilité est moindre.

Les deux faits précédents suffisent pour montrer que les eaux de Néris peuvent toujours, dans les cas de rhumatisme noueux, procurer un soulagement, et que ce soulagement sera d'autant plus marqué que l'affection sera plus rapprochée de son début.

Nous n'avons pas encore rencontré à Néris d'exemple d'une autre forme que peut revêtir le rhumatisme articulaire chronique, et qui est décrite sous la dénomination de *nodosités d'Heberden*, du nom de l'auteur qui, le premier, l'a distinguée de la goutte, avec laquelle la plupart des médecins la confondent encore. C'est sans doute à cette confusion qu'est due sa rareté aux thermes de Néris. On sait que cette forme, dont les manifestations se localisent et s'accentuent principalement dans les articulations des phalanges avec les phalangines et dans les articulations métacarpo-phalangiennes, s'allie parfois au rhumatisme noueux ou au rhumatisme partiel ; plus souvent encore elle coexiste avec des névralgies, particulièrement la névralgie sciatique, et avec le rhumatisme musculaire. Il est donc permis de penser que, à l'exemple des autres manifestations de la disposition rhumatismale, les nodosités d'Heberden doivent trouver dans l'action des eaux de Néris une médication favorable.

## II. — MALADIES DU SYSTÈME NERVEUX.

Le cadre des maladies nerveuses est extrêmement vaste. Au point de vue spécial où nous sommes placé, nous prendrons pour base, non d'une classification ou d'une division, mais simplement de notre ordre d'exposition, l'expression symptomatique de l'état morbide pour lequel les malades viennent aux eaux. Or les uns présentent un ensemble de phénomènes dont les caractères, les rapports, l'enchaînement sont tantôt nettement définis en nosographie (névroses générales), tantôt mal déterminés encore (état nerveux, nervosisme, névropathies) ; chez les autres un symptôme domine toute la scène, qu'il soit du reste l'expression d'un état général ou d'une maladie locale, et ce symptôme traduit un trouble, une altération, soit de la sensibilité (névralgies, hyperesthésies, anesthésies), soit de la motilité (spasmes, contractures, paralysies), soit de la nutrition (atrophies). Nous sommes ainsi conduit à passer successivement en revue les états morbides suivants :

1º Névroses générales.

2º Névropathies (nervosisme).

3º Névralgies.

4º Hyperesthésies et anesthésies.

5º Spasmes et contractures.

6º Paralysies et amyotrophies.

### § 1. — Névroses générales.

Les névroses qu'on observe le plus souvent à Néris, et que l'on y traite avec le plus de succès, sont l'hystérie, l'hypochondrie et la chorée. De la première nous rapprocherons une névrose beaucoup plus rare, la catalepsie, et nous dirons aussi quelques mots de l'épilepsie.

1º Hystérie. — On peut dire que l'hystérie résume en elle toutes les altérations fonctionnelles qu'on peut rencontrer dans les maladies du système nerveux ; elle produit, en effet, des troubles de la sensibilité, de la motilité, de l'intelligence, et souvent de la nutrition. Chaque fois qu'on se trouve en présence de l'un de ces désordres fonctionnels chez une femme, on est toujours obligé de se demander s'il n'a pas une origine hystérique, et fréquemment la réponse est affirmative. Parmi les faits que nous avons observés de névralgies, d'hyperesthésies, de contractures, de paralysies, il en est beaucoup qui rentrent dans ce cas. Nous devons ajouter que ce sont aussi généralement ceux dans lesquels les eaux de Néris ont l'action la plus efficace. Cela ressortira des observations relatées dans la suite de ce travail et nous dispense d'entrer ici dans des développements sur l'étude générale de l'hystérie et de sa symptomatologie véritablement protéiforme. Nous nous bornerons à rapporter les deux faits suivants, qui montrent que le traitement thermal de Néris agit heureusement contre les attaques convulsives, et peut être favorable dans les manifestations psychiques de l'hystérie comme dans ses manifestations somatiques, dont on trouvera plus loin quelques exemples.

## Observation VII.

### HYSTÉRIE LIÉE A UNE MÉTRO-OVARITE DE FORME NÉVRALGIQUE. — AMÉLIORATION.

M^me X..., 28 ans, réglée à 11 ans, a été dysménorrhéique jusqu'à l'époque de son mariage, qui a eu lieu il y huit ans. Depuis lors la dysménorrhée a persisté et s'est compliquée de douleurs intenses revenant par accès et ayant pour siége la fosse iliaque droite. Pas d'enfant, pas de fausse couche. La malade a consulté plusieurs médecins et suivi plusieurs traitements. Ainsi elle a porté pendant quelques mois un pessaire pour atténuer les effets d'un déplacement utérin. Une saison à Kissingen, en 1871, a été suivie d'une amélioration, mais de courte durée. L'usage de sachets intra-vaginaux aluminés n'a rien produit de bon. Elle a été dès lors soumise, pendant deux ans, à un traitement qui a consisté en repos au lit, petites saignées, mouches au niveau de la fosse iliaque, cautérisation transcurrente sur le bas-ventre, cautérisation intra-utérine au nitrate d'argent. Ce traitement a eu pour effet de produire une anémie considérable, une irritabilité excessive et des accès plus violents de douleurs, toujours dans la fosse iliaque droite. En même temps sont survenus des accidents nerveux. La moindre contrariété, la plus petite émotion, triste ou gaie, provoque un rire ner-

veux qui se termine souvent par une attaque complète d'hystérie. Besoins fréquents d'uriner ; constipation, selles douloureuses. Il y a huit
ou dix mois, M^me X... consulte un autre médecin. L'examen au spéculum provoque une attaque. Le nouveau traitement prescrit consiste en
calmants locaux et généraux, en antispasmodiques et en un régime tonique. Les effets en sont satisfaisants. La malade nous est adressée ensuite à Néris, où elle arrive le 15 juin. Son impressionnabilité, la crainte
qu'elle a de voir provoquer un accès par un examen direct des parties
génitales, nous font différer cet examen. Nous nous bornons à prescrire
des bains d'une demi-heure à 34 degrés.

18 juin. Contrairement à notre avis, M^me X... revient à pied, après
son bain, de l'établissement thermal à son hôtel. Elle déjeune cependant
dant assez bien. Mais après déjeuner, et à la suite d'une petite contrariété, elle est prise d'une attaque pour laquelle on nous fait appeler.
Nous la trouvons riant d'un rire nerveux, spasmodique, qui est bientôt suivi de pleurs. En même temps, tremblement général, surtout dans
les membres, sensation d'une constriction extrêmement pénible à l'épigastre, oppression, dyspnée, douleur intense dans le côté droit. L'attaque est relativement modérée ; elle cède assez promptement au repos et
à quelques cuillerées d'une potion calmante dont la malade fait habituellement usage et qui contient de l'alcoolature d'aconit, de l'eau de
laurier cerise et du sirop diacode.

19 juin. Un peu de courbature le matin. Après le bain sensation de
bien-être. Nous profitons de cet état de calme pour examiner la malade, et nous constatons une antéversion notable, une sensibilité du
col très-grande à la pression, surtout quand on essaie de faire basculer
la matrice, sensibilité ayant un retentissement douloureux dans la fosse
iliaque droite. Au spéculum, le col paraît volumineux, congestionné,
sans trace d'ulcération ; une gouttelette de mucus albumineux vient
perler à l'orifice. La malade, qui redoutait tant cet examen, reste couchée, prend quelques cuillerées de sa potion calmante et passe une nuit
excellente.

20 juin. En raison de la sensibilité extrême du col, nous suivons
l'exemple qui nous a été donné par le médecin actuel de la malade et
évitons d'agir directement sur l'organe utérin. Le traitement reste donc
exclusivement extérieur, et aux bains tempérés nous ajoutons simplement une douche abdominale de très-courte durée, administrée à 35 degrés, et à bout touchant, avec la plus grosse pomme d'arrosoir, de
manière à pallier le plus possible la force de projection. et avoir
l'écoulement d'une nappe liquide sous une certaine pression plutôt
qu'une véritable douche. Nous ne croyons pas devoir insister sur quel-

ques autres petites précautions qui n'auraient aucun intérêt pour le lecteur.

21 juin. La malade éprouve un peu de dysurie et de cuisson aux parties génitales, ce qui annonce d'ordinaire l'imminence d'un accès névralgique.

23 juin. L'accès prévu n'est pas arrivé. La malade est toute surprise d'avoir pu faire, sans être fatiguée, une assez longue promenade.

27 juin. Un peu de sensibilité dans le côté droit. L'exagération de cette sensibilité se produit généralement huit jours avant le retour des règles.

6 juillet. Après différentes oscillations dans l'intensité de la douleur ovarienne, les règles apparaissent. La douleur s'accroît un peu, mais dans des proportions moindres que d'habitude.

11 juillet. Reprise des bains. La douleur persiste.

13 juillet. Le bas-ventre est toujours sensible, surtout dans la fosse iliaque droite. Le toucher révèle les mêmes signes que précédemment, c'est-à-dire une antéversion de l'utérus et une grande sensibilité du col, avec retentissement douloureux dans le côté droit. Du reste rien de particulier dans les culs-de-sac du vagin, pas plus à droite qu'à gauche. Avant d'arriver à Néris, la malade éprouvait à l'épigastre une sensation douloureuse, s'irradiant jusque dans le dos, et amenant parfois une assez grande oppression. Depuis les premiers bains, cette sensation a disparu.

15 juillet. Sous l'influence d'un temps très-orageux, la malade est menacée d'un accès, qui avorte, comme le précédent.

16 juillet. Elle prend son dernier bain et quitte Néris. Elle éprouve un peu de fatigue générale, mais elle marche plus facilement qu'à son arrivée. La sensibilité du côté droit persiste, mais à un moindre degré. La douleur épigastrique n'a point reparu. L'irritabilité de la malade s'est considérablement amendée ; depuis l'attaque hystérique des premiers jours, il n'y en a plus eu une seule et les deux accès névralgiques qui auraient pu amener une de ces attaques ont avorté.


On voit, dans cette observation, que le traitement thermal a moins visé l'affection primitive utéro-ovarienne, que les accidents nerveux consécutifs, et que ces accidents, pouvant se dédoubler en accès névralgiques et attaques hystériques ou hystériformes, n'en ont pas moins été fortement atténués. Nous devons ajouter, d'après les renseignements fournis par le médecin de la malade, que cette

amélioration a persisté et que la malade, dans l'espoir de la voir
se consolider, compte faire une nouvelle saison à Néris.

### Observation VIII.

VÉSANIE, D'ORIGINE PROBABLEMENT HYSTÉRIQUE. — AMÉLIORATION CON-
SIDÉRABLE PRODUITE PAR L'HYDROTHÉRAPIE, COMPLÉTÉE PAR LES EAUX
DE NÉRIS.

M^lle X..., 20 ans, d'une constitution très-délicate, d'une grande excitabilité, est sujette depuis quelques temps à des hallucinations qui en-
tretiennent chez elle des idées superstitieuses ; elle a des frayeurs, craint
les sorciers, les démons, etc. — Un premier séjour dans un établissement hydrothérapique ne fait qu'augmenter l'excitation. On place la
jeune malade dans un autre établissement et on l'isole des membres de
sa famille. Une amélioration rapide se produit et, quand la malade nous
est adressée à Néris, elle n'a plus qu'un peu d'agitation et encore quelques terreurs pendant la nuit. Nous prescrivons simplement des bains
de trois quarts d'heure à une heure, à 35 degrés, et des distractions
(musique, promenades, casino, etc.). L'amélioration progresse, M^lle X...
n'a plus de terreurs, pas même de préoccupations, ni le jour ni la nuit.
Elle est très-gaie ; toutes les fonctions s'accomplissent bien ; le retour
des règles ne ramène aucun phénomène nerveux, et la jeune malade
quitte Néris, pour entreprendre un voyage, dans d'excellentes conditions. Six mois après, l'état était tout aussi satisfaisant.

Cette observation est incomplète, et la nature hystérique de la
vésanie n'est peut-être pas suffisamment justifiée. Obligé à une
grande discrétion, nous n'avons pu avoir de renseignements
plus précis. Nous avons néanmoins jugé utile de rapporter ce fait
pour montrer l'action sédative des eaux de Néris dans l'excitation
générale de cause psychique. Que les hallucinations de notre jeune
malade se rattachent, comme nous sommes disposé à le croire, à
l'hystérie, ou en soient indépendantes, le résultat obtenu n'auto-
rise pas moins à en espérer un semblable dans le traitement des
troubles psychiques liés à cette névrose.

2º CATALEPSIE. — La catalepsie est une névrose rare, et qui a
des rapports très-étroits avec l'hystérie. Il résulte d'un fait remar-
quable, observé par M. de Laurès, que les bains de Néris suffisamment prolongés (notre savant confrère a maintenu hardiment la

malade dans le bain pendant 260 heures consécutives) peuvent avoir une action salutaire dans le traitement de cette affection.

3° ÉPILEPSIE. — Il n'en est malheureusement pas de même de l'épilepsie; les eaux de Néris sont impuissantes contre cette névrose. Il nous a paru intéressant, chez un épileptique que nous avons eu à soigner pour une névralgie sciatique d'origine rhumatismale, de rechercher si le traitement thermal apporterait une modification quelconque dans la marche et l'ordre des attaques. Or la névralgie a été guérie, l'état général a été considérablement amélioré, mais, s'il a été permis de noter une légère perturbation dans l'ordre ou la fréquence des attaques, aucun changement de quelque importance n'est survenu dans la marche de l'épilepsie.

## Observation IX.

NÉVRALGIE SCIATIQUE DÉVELOPPÉE *a frigore* CHEZ UN ÉPILEPTIQUE. — GUÉRISON DE LA NÉVRALGIE ; PAS DE MODIFICATION DANS LES PHÉNOMÈNES SYMPTOMATIQUES DE L'ÉPILEPSIE.

M. X..., 50 ans, grand, maigre, d'une constitution manifestement affaiblie, éprouve depuis de longues années des éblouissements, des vertiges, ou de simples absences, revenant d'abord à d'assez longs intervalles de temps, puis tous les quinze jours et même plus souvent. Il y a quatre ans, les petites attaques se sont compliquées de grandes attaques avec perte subite de connaissance, sans *aura* annonçant l'accès. Ces grandes attaques sont survenues deux ou trois fois, à six mois environ d'intervalle. Le malade a été soumis à un traitement par le bromure de potassium à doses croissantes. Actuellement il en prend 6 grammes par jour. Depuis deux ans qu'il fait usage de ce médicament, il n'a plus eu de grandes attaques. Mais tous les quinze jours environ il est sujet à de éblouissements, qui durent quelques minutes, l'obligent à s'asseoir ou à se coucher, l'empêchent de parler, etc. D'autres fois ce sont des vertiges, ou même de simples absences, qui passent inaperçus des personnes avec lesquelles il se trouve. Il y a dix mois, à la suite d'un refroidissement intense, M. X... a éprouvé dans la jambe droite une douleur sciatique qui s'est montrée très-rebelle, l'empêche de marcher pendant quelques instants sans boîter, et a déterminé un amaigrissement notable du membre. C'est pour cette douleur que M. X... nous est adressé à Néris ; son médecin espère que les eaux de cette station seront favorables à la sciatique sans nuire en ce qui concerne l'épilepsie : cet espoir s'est complétement réalisé.

M. X... à sa première visite (5 août), nous paraît très-fatigué au point de vue intellectuel comme au point de vue physique. Il y a évidemment chez lui une paresse de l'esprit et un affaissement moral, tenant sans doute à la fois à la névrose, à l'action du bromure et à la douleur sciatique, qui le préoccupe vivement. Nous prescrivons la continuation du bromure aux mêmes doses, des bains d'une demi-heure à une heure, à 35 degrés et des douches à 37 ou 38 degrés sur le trajet du nerf sciatique.

8 août. Embarras gastrique, diarrhée. Un purgatif salin a facilement raison de cet état.

10 août. Amélioration notable de la douleur sciatique

17 août. Cette amélioration a fait des progrès. M. X... ne souffre presque plus et peut faire sans fatigue des promenades de plus de deux heures. Par contre il a eu deux ou trois jours de suite des absences, dont une assez prolongée. Il semblerait, sous ce rapport, que l'excitation de la première période du traitement thermal a provoqué des absences plus fréquentes.

24 août. Il n'a plus eu d'absence depuis le 17. La jambe malade a gagné en grosseur ; elle est à peu près aussi forte que l'autre. Parfois il y a un peu de raideur, mais plus de douleur. M. X... fait des promenades de trois et quatre heures sans souffrir. A son arrivée, il était voûté ; maintenant il se tient droit. Etat général excellent ; bon appétit, bon sommeil. Le moral s'est relevé en même temps que le physique. M. X... assiste tous les soirs aux représentations du Casino et y prend le plus grand intérêt. Quand il quitte Néris, le 17, il est véritablement transformé ; sa physionomie n'est plus la même.

Cette grande amélioration dans l'état général est la conséquence de la guérison de la névralgie sciatique qui, nous le répétons, faisait beaucoup souffrir et préoccupait moralement le malade. Quant à l'épilepsie, il y avait d'ordinaire une petite attaque (vertige ou absence) tous les quinze jours. Or M. X... est resté vingt-deux jours à Néris et nous le voyons, vers le milieu du traitement, avoir trois jours de suite de petites attaques, dont une assez forte. On peut voir là une légère perturbation, ni en bien ni en mal, produite par le traitement thermal dans la succession des attaques ; mais c'est tout. S'il était survenu une modification plus importante, nous en aurions été instruit soit par le médecin de M. X..., soit par le malade lui-même qui nous avait promis, en ce cas, de nous donner de ses nouvelles. Nous avons su d'ailleurs par le premier que la guérison de la névralgie sciatique s'est maintenue.

4° Hypochondrie. — L'hypochondrie est, avec l'hystérie, la névrose générale qu'on a le plus fréquemment occasion d'observer à Néris ; on y rencontre toutes les formes, et les avantages à retirer de la cure thermale varient suivant une foule de circonstances auxquelles il serait trop long de nous arrêter. Souvent on se trouve bien, pour relever et tonifier les malades, d'associer les pratiques de l'hydrothérapie au traitement thermal. C'est ce que nous avons fait dans l'observation suivante.

## Observation X.

**HYPOCHONDRIE ARRIVÉE A UN DEGRÉ TRÈS-AVANCÉ ; ÉTAT MÉLANCOLIQUE, DYSPEPSIE, AMAIGRISSEMENT CONSIDÉRABLE.**

M. X..., 48 ans, marié depuis onze ou douze ans, a fait deux ordres d'excès, excès de travail et excès vénériens. Il n'a eu aucune affection syphilitique. Sa mère a été atteinte de manie puerpérale. Il est malade depuis quatre ans. Il a suivi différents traitements qui ont produit des améliorations passagères. C'est ainsi que, en plusieurs reprises, il a fait de l'hydrothérapie pendant dix-huit mois. Aujourd'hui cette médication a épuisé son action, elle demeure inefficace. Il y a quelques temps, sous l'influence d'un régime tonique joint à l'usage de la moutarde blanche et du bromure de potassium, il s'est produit un amendement, mais de courte durée. Depuis le mois de mai, l'état s'est considérablement aggravé. Il est impossible à M. X... de se livrer à un travail intellectuel quelconque. Aussi est-il tombé dans une profonde mélancolie. Son affectivité est également émoussée ; dernièrement il est resté insensible à la perte d'un ami ; il n'a éprouvé non plus aucune peine à se séparer de sa femme et de ses enfants pour venir à Néris ; autrefois une semblable séparation lui eut été très-pénible. Il ressent à la nuque une pesanteur qui lui fait croire à une affection grave de la moelle épinière, dont il voit une confirmation dans les fourmillements qu'il éprouve dans tous les membres ; il se considère comme perdu. Ses forces ont considérablement diminué et l'amaigrissement est parvenu à un haut degré. Inappétence complète, dyspepsie, insomnie, agitation la nuit. Ses fonctions génitales sont à peu près complétement abolies. A une certaine époque, après un traitement hydrothérapique qui avait duré quatre mois, le malade allait bien : un seul rapport conjugal suffit pour ramener brusquement tous les accidents. Du reste pas de pertes séminales, ou quelques pertes insignifiantes il y a de longues années.

20 juillet. Nous commençons le traitement par des bains de courte durée et à 33 degrés. Nous y joignons bientôt des douches tempérées et à faible pression sur la nuque et sur l'épigastre où le malade accuse une douleur ; nous prescrivons, comme adjuvants du traitement thermal, un exercice régulier sans fatigue (promenade, jeu de crocket, etc.), des distractions (visites, casino, etc.). M. X... est dans une famille à laquelle il est allié, et où il est entouré des soins les plus dévoués et les plus affectueux ; il se trouve donc dans les conditions les plus favorables.

24 juillet. Inappétence de plus en plus grande et cependant difficulté de se modérer à table. Nous ajoutons du lait et de la viande crue au régime alimentaire.

28 juillet. Le malade se préoccupe beaucoup d'une légère rétraction du muscle crémaster. Nous le rassurons à ce sujet ; mais son inquiétude morale et son affaissement physique ne font qu'augmenter. Nous suspendons les bains et remplaçons les douches chaudes par des douches froides.

2 août. La réaction à la suite des deux premières douches a eu du mal à se faire. Maintenant elle se fait bien. Cependant l'affaiblissement augmente. Toujours même régime tonique, auquel nous joignons de petits paquets renfermant de la poudre de colombo, de quinquina et de faibles proportions de noix vomique. Nous recommandons aux personnes qui entourent le malade de tâcher de mettre en jeu toutes ses fonctions par des exercices appropriés, fonctions physiques, morales et intellectuelles. Nous devons dire que nous sommes parfaitement secondé dans la mesure du possible

3-13 août. Le malade continue le régime précédent. Il prend un jour un bain d'une demi-heure à 34 degré, le jour suivant une douche froide et ainsi de suite. Amélioration notable. Appétit meilleur, digestions plus faciles, plus de force, plus d'entrain, plus de goût pour les distractions.

18 août. Quelques alternatives de bien et de mal. Suspension des douches froides. Un bain quotidien à 34 degrés.

21 août. Un peu de fatigue à l'estomac. Suspension de la poudre de colombo, de quinquina et de noix vomique.

21-29 août. Continuation des bains tous les deux jours ; repos les jours intermédiaires. Sensations de spasmes légers dans le conduit auditif et le canal de l'urèthre.

31 août. M. X... a assisté hier à un dîner auquel il a fait largement

honneur; il a bu du bourgogne et du champagne. Il s'attendait à être malade. Ce matin au contraire il se sent plus alerte. Nous en profitons pour le faire revenir au régime de tout le monde. Il attend sa femme aujourd'hui. Cette arrivée qui, il y a deux ou trois jours, le laissait indifférent, le réjouit.

Les jours suivants, M. X... prend irrégulièrement quelques bains. Il quitte Néris vers le 12 septembre. Si l'on compare son état actuel à ce qu'il était à son arrivée, on constate peu d'amélioration. Mais si l'on prend pour terme de comparaison l'état qu'il a présenté pendant la première période de son traitement, l'amélioration est considérable. Fera-t-elle de nouveaux progrès? Il est permis de l'espérer ; nous regrettons de n'avoir pas eu de nouvelles de M. X... et de ne pouvoir ainsi confirmer ou infirmer cet espoir.

5° Chorée. — La chorée, de l'aveu de tous les médecins, est une névrose qu'on observe plus fréquemment à l'hôpital que dans la pratique de la ville. On peut faire la même remarque à Néris; c'est surtout parmi les malades recueillis à l'hôpital qu'on rencontre des choréiques. Notre observation personnelle sur l'action des eaux de Néris dans le traitement de cette névrose fait défaut; mais celle de M. de Laurès et d'autres confrères permet de penser que cette action est le plus souvent favorable.

### § 2. — Névropathies.

Nous conservons, jusqu'à nouvel ordre, le nom de névropathie, pour exprimer un ensemble de phénomènes nerveux mal déterminés, souvent mal coordonnés, dont on ne peut faire, dans l'état actuel de la science, une maladie nettement définie, et qu'on a l'habitude de rattacher à une disposition générale de l'économie que l'on désigne par les mots *état nerveux*, *nervosisme*. Dans bien des cas, ces névropathies constituent simplement une forme de l'hystérie ou de l'hypochondrie; mais souvent aussi il est impossible de les rapporter à l'une de ces névroses. Au point de vue clinique où nous nous plaçons, il importe de les distinguer en névropathies idiopathiques et névropathies symptomatiques.

1° Névropathies idiopathiques. — Ces névropathies sont l'expression phénoménale du *nervosisme* proprement dit, en dehors

de toute altération anatomique des centres nerveux appréciable à
nos moyens d'investigation, et de toute diathèse ou toute affection
primitive pouvant avoir sur le système nerveux un retentissement
sympathique. Leur symptomatologie est des plus variées; on peut
dire qu'elle diffère avec chaque malade. Il faut donc renoncer à
une description générale; nous choisirons quelques types parmi les
malades qu'il nous a été donné d'observer à Néris.

## Observation XI.

### NÉVROPATHIE DATANT DE DIX-HUIT MOIS. — AMÉLIORATION.

M. X..., 35 ans, d'une constitution en apparence robuste, ne présente aucun antécédent héréditaire. Pas d'accidents vénériens, malgré
une jeunesse un peu orageuse ; jadis abus du tabac, dont l'usage a été
depuis quelque temps supprimé. La maladie actuelle date de dix-huit
mois. M. X... éprouve des vertiges fréquents, de l'agoraphobie, une
sensation douloureuse à la nuque, des névralgies se déplaçant sur différents points, mais se fixant de préférence sur le nerf sciatique, à la région lombo-abdominale et à la face. Quelques troubles de la vue, mouches volantes, annonçant d'habitude que la journée qui va suivre sera
mauvaise. Il y a quelques mois, gastralgie, dyspepsie flatulente combat-
tues avantageusement par la magnésie calcinée. Tristesse, découragement, affaissement moral allant jusqu'à des idées de suicide. Le bromure de potassium est resté sans effet ; de hautes doses d'hyoscyamine
ont eu une influence heureuse mieux accusée. Le malade a retiré aussi du
soulagement de deux saisons passées à Néris. Il se trouve décidément
mieux depuis qu'il habite la campagne et s'occupe activement d'agricul-
ture. Le jour où M. X... vient nous consulter (13 juin), il est un peu
inquiet. La veille, jour de son arrivée à Néris, il a pris, *proprio motu*,
une douche en cercle qui l'a trop excité. A la suite de cette douche, il a
vu quelques mouches volantes et ressenti la douleur occipitale en même
temps que la névralgie sciatique. Nous prescrivons des bains d'une
demi-heure à 33 degrés et de la magnésie calcinée qui, une première
fois, a bien réussi.

15 juin. Bain de trois quarts d'heure. Douche de quelques minutes, à
35 degrés et à pression très-modérée sur la région lombo-sacrée et les
hanches; pédiluves chauds.

17 juin. Pas de changement. Douleur à l'épaule droite et à la hanche.
Même traitement, plus des douches très-faibles, à bout touchant et à
35 degrés sur la nuque.

19 juin. Les mouches volantes et les vertiges ont disparu. Mais il reste un peu d'agitation, de la courbature, de l'insomnie.

20 juin. A deux heures, accès de fièvre marqué. Appétit diminué, sentiment de courbature plus prononcé.

21 juin. Persistance et aggravation des mêmes symptômes ; retour de l'accès fébrile à la même heure que la veille ; inappétence, état suburral. Signes non équivoques d'un embarras gastrique fébrile. Nous prescrivons un purgatif salin, et, si la fièvre reparaît (M. X... habite un pays à fièvres palustres), le sulfate de quinine.

M. X... est rappelé chez lui par une affaire urgente, avant d'avoir pu compléter son traitement. Si l'on fait abstraction des symptômes précédents d'embarras gastrique, qui constituent un simple accident, on con state chez le malade une amélioration manifeste : plus de mouches volantes ni de vertiges, solidité plus grande sur les jambes, douleur occipito-cervicale presque nulle.

## Observation XII.

NÉVROPATHIE GÉNÉRALISÉE, AVEC LOCALISATION PLUS SPÉCIALE SUR LE TUBE INTESTINAL. — AMÉLIORATION.

$M^{me}$ X..., âgée de 40 ans environ, d'une constitution très-affaiblie, a éprouvé un ébranlement profond de sa santé, déjà délicate, par suite d'un malheur de famille. Elle est atteinte d'une diarrhée qui, depuis deux ans, s'est montrée rebelle à tous les traitements et qu'elle se borne à modérer par des prises quotidiennes de sous-nitrate de bismuth. Toute émotion morale, si légère qu'elle soit, toute fatigue, tout travail, parfois tout exercice, physique ou intellectuel, retentit sur l'intestin et amène une selle liquide. Les garderobes ont été, à une certaine époque de la maladie, et sont encore parfois très-douloureuses ; elles provoquent une véritable rachialgie, très-intense, et qui dure d'une demi-heure à deux heures. Céphalalgie, sensation indéfinissable de vertige, agacement général. La malade est condamnée à un repos absolu et à une retraite complète. Il est des jours où une simple visite, une courte conversation, une seule lettre à écrire, quelques pas faits dans l'appartement suffisent pour provoquer une ou plusieurs garderobes et amener une lassitude qui touche de près à la prostration. La malade est aussi très-sensible au froid. Son appétit est très-capricieux ; en général il est presque nul ; ses digestions sont pénibles. Urines rares et épaisses. Le malaise général et les troubles digestifs deviennent plus intenses à l'approche des règles, environ huit ou dix jours avant, et ils persistent au même degré pendant et quelques jours après l'époque cataméniale. La malade n'a ainsi

de passable qu'une période intermenstruelle de huit ou dix jours. Rien
à noter du côté des organes thoraciques ni des organes pelviens.

M^me X... est restée à Néris du 13 août au 12 septembre. La saison a
été interrompue par le retour des règles, du 23 au 28 août. Le traitement
thermal a consisté, d'une manière générale, en bains à 35 degrés de
trois quarts d'heure à une heure, et en douches sur le ventre à 36 ou
37 degrés, à bout touchant et avec la force de percussion la plus modérée. Quelques symptômes ont réclamé une médication spéciale : urines
rares et épaisses (tisane de queues de cerises) ; diarrhée (bismuth) ; inappétence (colombo et pepsine), etc. Pendant la première période du traitement, il y a eu augmentation du malaise, de la faiblesse, de l'agacement général. A la reprise des bains et des douches, après les règles, une
amélioration sensible s'est produite. La diarrhée est devenue moins fréquente, les digestions plus faciles, l'agacement moins intense. La malade a pris plus de forces; elle peut faire dans le jardin une petite promenade sans éprouver les symptômes habituels. Cette amélioration s'accentue de plus en plus jusqu'au départ de M^me X..., qui en a profité,
d'après ce que nous avons appris depuis, pour faire un petit voyage. A
son retour de ce voyage néanmoins, son état était un peu moins satisfaisant.

Nous avons la conviction que, dans la plupart des cas de névropathie idiopathique, le traitement thermal de Néris doit produire
un soulagement marqué, précurseur d'une amélioration consécutive plus grande, sinon d'une guérison complète. On rencontre cependant des cas qui se montrent réfractaires à l'action sédative et
antispasmodique de ces eaux, comme aux autres médications, et il
est bon, pour éviter des déceptions parfois pénibles, que les malades et les médecins en soient bien prévenus. Nous croyons, en ce
qui nous concerne, qu'on sert aussi bien les intérêts d'une station
thermale en faisant connaître les insuccès qu'on a observés, qu'en
relatant exclusivement les succès obtenus. Partant de cette idée,
nous n'hésiterons jamais à publier les observations dans lesquelles,
malgré les espérances qu'on pouvait concevoir, les eaux de Néris
seront restées inefficaces ; seulement nous nous appliquerons à rechercher les causes de cette inefficacité, et nous sommes persuadé
que cette étude attentive, persévérante, ne demeurera pas tout à
fait stérile pour la science et la pratique. Voici, par exemple, un cas
où le traitement thermo-minéral a complétement échoué.

## Observation XIII.

NÉVROPATHIE A FORME HYPERESTHÉSIQUE ET NÉVRALGIQUE S'ACCOMPA-
GNANT DE TROUBLES GASTRIQUES. — PAS D'AMÉLIORATION.

M. X..., 48 ans, nous est adressé par l'un de nos maîtres les plus es-
timés et les plus compétents en maladies nerveuses, avec la lettre suivante :

« Je vous adresse un malade que je soigne depuis quelque temps, et
qui présente une affection singulière que je n'ai rencontrée jusqu'à présent que deux ou trois fois. Il s'agit d'une sorte de névralgie, pour ainsi
dire générale, et qui s'accompagne d'une hyperesthésie surtout marquée
sur la peau du crâne et dans toute l'étendue du membre supérieur gauche. Le malade vous peindra ses douleurs sous des couleurs vives ; mais
incontestablement le tableau a perdu de sa vivacité de ton en raison de
l'amendement assez notable que nous avons produit à l'aide de l'hyoscyamine, qui a été portée jusqu'à la dose de 12 milligrammes dans les
vingt-quatre heures, ce qui, dans l'espèce, est une assez forte dose. —
Il y a cinq ans que cela dure ; aucune étiologie évidente. Cependant le
séjour dans un endroit humide et la profession (M. X... a été rassortis-
seur de soies) ont pu être pour quelque chose dans le développement de
l'affection. — Je crois que la cure de Néris pourra être très-utile. —
J'appellerai votre attention sur les symptômes gastriques qui accompagnent la névralgie, et l'ont même précédée. »

Voici l'état du malade, quand il se présente à nous. (6 août.)

Il souffre constamment sur toute l'étendue de la tête, mais principalement à la région temporo-pariétale droite. La douleur s'étend à la nuque,
au cou, aux épaules, aux bras, surtout au bras gauche. Elle est superfi-
cielle et se traduit par de fréquents élancements, mais plus spécialement
par une sensation de brûlure que le malade compare à celle que produirait
sa chemise enflammée au contact de la peau. La douleur a des exacerbations
après chaque repas, quelque léger qu'il soit, et pendant la nuit. M. X...
ne peut rester couché qu'à la condition d'émousser sa sensibilité par des
prises de chloral dont il fait toujours usage, et dont il voudrait, dit-il,
mais ne peut plus se passer. Le bras gauche est peu sensible à la douleur provoquée par le pincement ou une piqûre d'épingle ; la main du
même côté n'apprécie pas la température, mais le simple contact d'un
corps chaud ou froid, le plus léger attouchement de la main provoquent
immédiatement une vive douleur qui suit le long du bras et retentit à la
région pariétale droite. Le même phénomène ne se produit pas, ou se
produit à un très-faible degré, quand on agit sur le bras droit. Dans les
exaspérations de ses douleurs, le malade indique toujours comme siége

principal le côté droit de la tête, de la face et le bras gauche. En dehors de ces paroxysmes, les douleurs ne se calment jamais complétement ; elles ne laissent pas un seul instant de repos au malade. Aussi ne peut-il tenir en place. A table, il se lève à chaque instant. Dans l'intervalle des repas, il marche, va, revient, se meut jusqu'à ce qu'il tombe presque d'épuisement. La nuit, il parcourt sa chambre dans tous les sens, et ne peut garder le lit que sous l'influence anesthésique du chloral. Il ne peut rien faire, ne communique avec personne, se plaint toujours, pleure et se désespère. Pendant les exacerbations qui surviennent après les repas, toute la peau du côté droit de la tête, de la face et du cou rougit fortement ; la région malaire enfle ; il se produit en tous ces points une vive congestion qui est comme la manifestation extérieure de la sensation de brûlure que le malade y éprouve. Nous avons eu plusieurs fois l'occasion de constater ce phénomène qui se produit à chaque paroxysme.

Le meilleur moment, pour M. X..., est le matin, avant le premier déjeuner. Il ne présente alors aucune trace de la congestion cutanée dont nous venons de parler ; les deux pommettes sont égales et ont le même teint ; la physionomie est calme. Mais aussitôt après le repas, la scène change ; la douleur redouble, la peau se congestionne, la pommette droite enfle, la face prend un aspect souffreteux, le malade se plaint, gémit, pleure ; il inspire une profonde et sympathique pitié.

M. X... digère très-mal, cela va sans dire. Flatulence, douleur sourde à l'épigastre et au ventre, vomissements fréquents après le repas ; vomissements aqueux le matin à son réveil (pituite), constipation opiniâtre, etc.

Rien de particulier dans la jambe droite. La gauche est le siége de fourmillements. Il semble au malade que le pied gauche repose sur un plan mou, élastique. Cependant il ne boîte pas en marchant et ne présente aucun signe d'ataxie dans la projection des membres inférieurs.

M. X... a épuisé tout l'arsenal thérapeutique ; il a consulté toutes les sommités médicales ; il s'est adressé aux charlatans, aux somnambules en renom ; il a essayé de tous les narcotiques, de tous les révulsifs, de l'hydrothérapie, etc., rien n'a fait ; seule l'hyoscyamine, à haute dose, a produit quelque soulagement.

Nous ne croyons pas utile d'entrer dans des détails sur le traitement thermal qu'il a suivi à Néris ; nous avons successivement essayé tous les modes d'application des eaux sans produire la moindre sédation. Les médications adjuvantes auxquelles nous avons eu recours n'ont pas eu plus de succès ; l'hyoscyamine elle-même semble avoir perdu de son action, et le malade quitte Néris, le 27 août, après un séjour de trois semaines, tout aussi souffrant qu'à son arrivée. Le seul résultat obtenu consiste en ce qu'il ne rend plus après les repas. Mais il continue d'avoir le matin à jeun des vomissements aqueux acides.

Nous sommes disposé à penser que, lorsque, comme dans le cas précédent, une névropathie se montre aussi rebelle aux moyens qu'on lui oppose, elle est symptomatique d'une lésion des centres nerveux, lésion qui peut rester latente pendant un temps plus ou moins long, obscurcie qu'elle est dans ses manifestations objectives par des phénomènes insolites, mais qui finit, à mesure qu'elle progresse, par amener d'autres symptômes mieux déterminés, en présence desquels il n'est plus permis de douter de son existence et de méconnaître ainsi la nature de l'affection. C'est sans doute ce qui arrivera pour le malade dont nous venons de raconter l'histoire ; c'est ce qui est arrivé pour une autre malade dont nous allons rapporter l'observation ; ceci nous conduit aux névropathies symptomatiques.

2° Névropathies symptomatiques. — Nous entendons surtout, par névropathies symptomatiques, celles qui se rencontrent concurremment avec une maladie quelconque, le plus souvent avec un état constitutionnel ou diathésique, dont elles dépendent. Elles sont une complication toujours sérieuse et, à ce titre, elles réclament souvent une médication directe. Une fois, en effet, qu'on a pu les améliorer, sinon les guérir, on s'attaque plus sûrement et avec plus de chance de succès à la maladie primitive ou au vice constitutionnel.

Mais entre ces névropathies symptomatiques d'une autre affection et les névropathies idiopathiques qui viennent de nous occuper, on nous permettra, comme transition, de faire une place aux névropathies symptomatiques d'une lésion des centres nerveux. Celles-ci, à vrai dire, ne sont que la symptomatologie d'une maladie déterminée de ces centres ; seulement, dans la pratique, leur diagnostic présente souvent de grandes difficultés et, quand les malades viennent tenter une cure thermale, l'affection porte encore l'étiquette de *névropathie essentielle*. Ainsi on rencontre à Néris bon nombre d'ataxiques dans la première période de leur maladie, les douleurs fulgurantes étant prises pour des névralgies, les crises gastriques pour une gastralgie, les arthropathies pour de simples manifestations rhumatismales. C'est dans ces cas que des études cliniques poursuivies avec persévérance à Néris nous paraissent devoir être de quelque utilité. Nous le répétons, en effet, si les eaux de cette station apportent toujours quelque soulagement dans les névropathies idiopathiques ou symptomatiques d'une autre affection, soit locale, soit générale, nous croyons moins à leur efficacité dans les phénomènes qui se lient à une altération anatomique des centres nerveux, surtout quand cette altération traduit un processus morbide à marche progressive. L'observation précédente en sera peut-être un exemple; celle qui suit ne laisse aucun doute à ce sujet.

## Observation XIV.

AFFECTION SPINALE ; PARALYSIE INCOMPLÈTE DES MEMBRES INFÉRIEURS ; ACCÈS CONVULSIFS AYANT POUR SIÉGE LES MEMBRES SUPÉRIEURS, LE COU, LA FACE, ET N'ENTRAINANT PAS DE PERTE DE CONNAISSANCE. — PAS D'AMÉLIORATION.

M$^{me}$ X..., 49 ans, encore réglée, mais paraissant toucher à la ménopause (irrégularité dans les époques) a toutes les apparences d'une forte constitution. Il y a dix ans elle éprouva des troubles de la vue qui furent rapportés à une affection des centres nerveux. Trois ans plus tard survint un affaiblissement progressif des membres inférieurs. Deux cures entreprises à Hombourg et à Wildbad sont restées sans résultat. Depuis un an, les seuls mouvements possibles dans les jambes sont les mouvements d'extension. La sensibilité est intacte. Il y a dix mois ont débuté des accès convulsifs cloniques ayant pour siége les bras, le cou, la face, et s'annonçant par une sorte d'*aura* qui consiste en une sensation particulière de contracture à l'oreille. La tête est tournée à gauche, la figure devient grimaçante ; pas d'écume à la bouche, pas de convulsion des yeux, pas de perte de connaissance. La malade craint toujours de glisser de son siége et se cramponne vigoureusement au bras de l'une des personnes qui l'entourent. Les accès ont une durée moyenne d'une demi-heure à quarante minutes. Il y en a généralement un le matin au réveil, un après déjeuner, un après dîner, un en se couchant, un cinquième pendant la nuit. Tous les traitements mis en œuvre sont restés inefficaces ; a malade nous est adressée à Néris.

8 juin. M^me X... prend un premier bain d'une demi-heure à 34 degrés. Elle a eu un accès en se levant ; elle en a un second en sortant du bain. L'accès qui suit d'ordinaire le déjeuner fait défaut, mais celui qui vient après le dîner est plus fort.

10 juin. Bain de quarante-cinq minutes. Quatre accès seulement, mais deux très-forts. L'accès qui a suivi le bain n'a pas duré moins d'une heure un quart. Un peu d'agitation la nuit, de courbature le jour. Les fonctions générales s'accomplissent toujours bien.

11 -18 juin. On augmente progressivement la durée des bains jusqu'à deux heures. Les accès deviennent un peu plus fréquents (6 ou 7 par jour) et plus forts.— On commence l'administration de douches à faible pression et à 30 degrés sur les bras et les jambes. La première douche provoque un accès assez intense.

20 juin. Les accès reviennent à leur type habituel, comme nombre (5 par jour) durée et intensité. Bon appétit, digestions faciles, état général satisfaisant. La malade assiste tous les soirs aux représentations du casino. Les règles apparaissent le soir, après un retard de plusieurs semaines, et sans aucun phénomène précurseur. L'un des accès a avorté ; la malade a ressenti simplement l'*aura* qui l'annonçait. Suspension du traitement thermal.

21 juin. Nous assistons à un accès, et nous remarquons qu'il est moins intense que d'ordinaire ; que, par exemple, le bras droit n'est plus le siège, comme précédemment, de convulsions cloniques, cette remarque est confirmée par les personnes qui entourent la malade. Celle-ci se sent un peu affaiblie par l'abondance de ses règles.

25 juin. Les accès semblent perdre de nouveau de leur intensité.

26 juin. Reprise des bains.

27 juin. Reprise des douches sur les bras et les jambes. Six accès dans les vingt-quatre heures.

28 juin. Quatre accès seulement, mais très-forts. Douche légère et de deux minutes le long de la colonne vertébrale. La durée du bain est portée graduellement à deux heures et demie et à trois heures.

1^er juillet. La malade a une appréhension pour les bains prolongés et pour les douches. Accès longs et intenses. Douleur, pendant l'accès, dans le flanc gauche. On diminue la durée du bain.

3-8 juillet. La douleur ne se fait plus sentir dans le flanc gauche. Les accès varient journellement, comme nombre, de quatre à six ; ils sont plus irréguliers qu'avant le traitement thermal. Les convulsions cloniques ont reparu dans le bras droit. Aucune modification n'est survenue dans l'état des jambes. État général toujours satisfaisant. Somme toute, quand la malade quitte Néris, le lendemain 9 juillet, elle n'est ni mieux ni plus mal qu'à son arrivée.

S'il était permis d'hésiter sur la nature de l'affection dont M$^{me}$ X... était atteinte, cette hésitation, dans la suite, a dû disparaître. Nous tenons, en effet, de son médecin, que la paralysie des membres inférieurs est devenue complète, qu'elle a atteint la vessie et le rectum, que des troubles trophiques (escarres) se sont manifestés à la peau, etc., signes qui ne laissent aucun doute sur une altération anatomique de la moelle épinière.

Les névropathies symptomatiques d'un trouble général constitutionnel ou d'un trouble organique local sont extrêmement fréquentes. L'anémie, la chlorose, la goutte, la gravelle, le diabète, l'herpétisme, etc. d'un côté; de l'autre, des maladies locales, comme celles de l'appareil génito-urinaire chez l'homme et chez la femme, s'accompagnent et se compliquent, dans une foule de cas, de phénomènes névropathiques qui préoccupent vivement les malades et fixent l'attention des médecins. On se trouve alors en présence de deux éléments : l'élément morbide primitif, diathésique ou local, et l'élément nerveux. La médication qui convient à l'un ne convient pas toujours à l'autre. Par exemple les eaux de Néris, excellentes pour combattre les manifestations névropathiques, ne sauraient avoir la prétention de remédier au vice constitutionnel qui entretient la maladie primitive; et réciproquement, les médications propres à corriger la diathèse seront souvent impuissantes à faire disparaître les accidents névropathiques que cette diathèse aura fait naître. Seulement, ce qu'enseigne la pratique, c'est que, si l'on a pu se rendre maître de l'un des deux éléments associés, les moyens qu'on opposera à l'autre agiront d'autant plus puissamment. Lors donc que l'élément nerveux ou névropathique domine la scène, il y a intérêt à l'attaquer directement, et c'est ainsi que les eaux de Néris sont employées utilement dans un grand nombre de cas des maladies citées plus haut. Nous ne croyons pas nécessaire d'insister sur ce point; nous nous bornerons à rapporter, à l'appui de ce qui précède, quelques observations.

## Observation XV.

ANÉMIE, TENDANCE AUX HÉMORRHAGIES ; NÉVROPATHIE HYSTÉRIFORME. —
GRANDE AMÉLIORATION.

M<sup>me</sup> X.... 58 ans, mère de trois enfants, a cessé d'être réglée il y a
une dizaine d'années. Elle a eu dans sa jeunesse des attaques franches
d'hystérie qui se sont transformées avec l'âge en accidents nerveux variés, affectant plus spécialement la forme de vertiges, suivis d'une légère hémiplégie temporaire. Les accès ont lieu le plus souvent la nuit ;
la malade se réveille en sursaut et pousse un cri ; elle ressent ensuite,
soit d'un côté du corps, soit de l'autre, un engourdissement qui disparaît peu à peu. Ces accidents coïncident avec un état anémique de la
malade, se traduisant par un bruit de souffle au cœur et aux vaisseaux
du cou, par des palpitations et par une tendance aux hémorrhagies.
Fréquemment les gencives sont saignantes. Actuellement plusieurs
plaques ecchymotiques sont disséminées sur les membres. Ces plaques
se produisent au nombre de une ou deux tous les jours ou tous les
deux ou trois jours. Grande lassitude générale, inappétence, constipation opiniâtre.

28 juin. Nous prescrivons : le matin, un bain à 33 degrés d'une
demi-heure à une heure ; pendant le bain, compresses froides sur le
front et, après, pédiluve chaud. Dans l'après-midi, massage suivi d'une
douche écossaise. Comme régime, viandes noires grillées, peu cuites,
cresson, vin de quinquina, eau de Saint-Pardoux aux repas, pilules de
podophyllin le soir.

12 juillet. Amélioration chaque jour croissante. Retour des forces, de
l'appétit et du sommeil. La malade n'a éprouvé qu'une fois un léger
engourdissement d'un côté du corps. Quelques ecchymoses se sont encore
produites. Une fois aussi les gencives ont saigné. La malade est très-
satisfaite ; il y a longtemps qu'elle ne s'est sentie si bien ni si alerte.
Le problème difficile de faire concourir simultanément une médication
sédative pour les phénomènes nerveux et une médication tonique propre
à prévenir les hémorrhagies des muqueuses et de la peau, semble être
résolu.

13 juillet. M<sup>me</sup> X... s'est refroidie à la promenade et éprouve une
douleur dans le dos. Elle demande à remplacer la douche écossaise par
une douche tempérée : accordé.

14 juillet. La douleur est calmée ; reprise de la douche écossaise.

17 juillet. Courbature générale, lipothymie, sans le tremblement habituel. Embarras gastrique. Une heure après le repas, bâillements nerveux suivis de vomissements. Plus d'ecchymoses depuis plusieurs jours.

Prescription : trois jours de repos ; deux verres d'eau de Pullna à prendre le premier jour. Les jours suivants prendre avant le repas un paquet composé de trente centigrammes de sous-nitrate de bismuth, de magnésie calcinée, de poudre de colombo et d'un centigramme d'opium brut pulvérisé.

20 juillet. Amélioration. Plus d'ecchymoses, plus d'accidents nerveux. Reprise des bains, alternant, de deux jours l'un, avec la douche écossaise.

26 juillet. M^me X... prend son dernier bain. Quelques rares ecchymoses ont reparu ; mais les digestions sont bonnes, le sommeil calme ; il n'y a plus de vertiges, plus de sensations d'engourdissement ; la malade est plus forte, et elle quitte Néris très-heureuse de l'amélioration obtenue.

## Observation XVI.

CHLOROSE ; NÉVROPATHIE GÉNÉRALE SE TRADUISANT PAR DES NÉVRALGIES ET DES DOULEURS ARTICULAIRES ERRATIQUES ; DYSMÉNORRHÉE, LEUCORRHÉE. — AMÉLIORATION.

M^lle X..., 24 ans, autrefois d'une forte constitution, a considérablement maigri et s'est affaiblie depuis quelques années. Teint chlorotique, oppression, palpitations fréquentes. Dysménorrhée, leucorrhée abondante. La malade est sujette à des névralgies dont le siége varie incessamment : névralgies intercostale, mammaire, lombo-abdominale, plantaire. Ces névralgies alternent ou coïncident avec des douleurs articulaires dans les épaules, les genoux, les poignets, etc. A ces différentes douleurs se joignent des accès fréquents de gastralgie. Les traitemenis suivis jusqu'à ce jour sont demeurés inefficaces. M^lle X... éprouve un peu d'amélioration depuis deux ou trois mois seulement, par suite de son séjour à la campagne. Cette amélioration fait des progrès notables sous l'influence de la cure thermale de Néris. De toutes les douleurs névralgiques et articulaires, la névralgie mammaire persiste seule, mais à un moindre degré ; la leucorrhée a considérablement diminué ; les fonctions digestives s'accomplissent mieux ; les forces commencent à revenir ; en un mot, M^lle X... est dans des conditions excellentes pour qu'un traitement et un régime appropriés (toniques, fer, etc.) produisent des résultats plus satisfaisants que ceux observés jusqu'à ce jour, et complètent la guérison.

## Observation XVII.

PHÉNOMÈNES NÉVROPATHIQUES CHEZ UN ANCIEN DIABÉTIQUE PRÉSEN-
TANT ACTUELLEMENT DES SYMPTÔMES DE LA DIATHÈSE URIQUE ET
TOUS LES INCONVÉNIENTS DE LA POLYSARCIE PORTÉE AU PLUS HAUT
DEGRÉ. — AMÉLIORATION.

M. X..., 67 ans, d'une constitution lymphatique, a eu, il y a dix ans
de la glycosurie. Depuis deux ans, toute trace de sucre a disparu des
urines. M. X... offre un exemple de l'obésité portée au plus haut degré.
Il n'a jamais eu d'accès de goutte. Actuellement ses urines, peu abondantes, sont très-chargées de sels qui précipitent par le refroidissement et
que l'analyse chimique a montré être des urates. La miction est fréquente, la constipation opiniâtre, les digestions pénibles. Les intestins
sont très-sensibles à tout écart de régime, comme au moindre refroidissement. Peu d'appétit, peu de sommeil, agitation la nuit. Douleurs erratiques aux lombes et aux genoux. Accès nerveux, que le malade appelle
des *vapeurs*, et qui se reproduisent environ vingt fois dans les vingt-
quatre heures. Le malade rougit, se sent oppressé, éprouve de l'angoisse,
saute en bas du lit, s'il est couché ; puis survient une poussée de sueur
extrêmement abondante, surtout à la partie antérieure de la poitrine, et
tout rentre dans l'ordre ; l'accès a une durée moyenne de cinq minutes.
Du reste pas de vertiges ni de nausées. Les accès coïncident souvent avec
des besoins d'uriner ; ils arrivent sûrement quand le besoin se fait sentir
et n'est pas immédiatement satisfait. Rien du côté des organes thoraciques.

16-20 juillet. Le malade prend des bains à 33 degrés, de 20 à 40 minutes de durée. Pédiluve chaud après le bain. Insomnie plus grande, vapeurs plus fréquentes.

21 juillet. Outre le bain, douche à 35 degrés sur les lombes, les genoux et l'hypogastre.

22 juillet. Nuit meilleure, miction moins fréquente. M. X... a pu
faire une promenade de trois heures sans uriner.

23 juillet. Coliques, diarrhée. Suspension des bains et des douches.
Sulfate de magnésie.

25 juillet. Reprise des bains.

27 juillet. Retour de la diarrhée. Bismuth, lavements laudanisés.

31 juillet. Amélioration marquée. Miction moins fréquente. Les vapeurs se reproduisent aussi souvent, mais elles sont moins intenses et
de plus courte durée. Nuits meilleures. Hyperesthésie autour du nombril ; le malade n'a pu supporter en ce point des onctions avec du baume

tranquille dont il fait souvent usage. Reprises des douches à 35 degrés·

4 août. L'hyperesthésie abdominale a disparu.

5 août. Légères coliques, diarrhée. Bismuth, craie préparée et opium. Bains, sans les douches.

7 août. M. X... a pris aujourd'hui son dernier bain. Il n'éprouve plus de coliques. L'hyperesthésie abdominale n'a pas reparu. Les vapeurs reviennent peut-être aussi fréquemment qu'avant le traitement thermal, mais les accès ont moins d'intensité et durent moins longtemps. Les besoins d'uriner sont moins fréquents et moins pressants. Encore de l'insomnie pendant la nuit. Etat général satisfaisant ; appétit meilleur, digestions plus faciles.

Nous rapprocherons de cette observation celle d'un honorable confrère, en puissance du diabète, et qui est un habitué de Vichy. Il a été pris l'an passé de douleurs erratiques, parfois très-vives, toujours gênantes, qui l'ont engagé à venir faire une saison à Néris. Les premiers bains ont déterminé chez lui une poussée très-intense de furoncles, que n'avaient jamais produite les eaux de Vichy ; ces furoncles ont été si nombreux et si douloureux, qu'il a été sur le point de renoncer au traitement thermal. Il a persévéré néanmoins ; la poussée n'a pas tardé à s'atténuer et en même temps les douleurs ont disparu. Il va sans dire que l'état général s'en est ressenti. Notre confrère a quitté Néris très-heureux de sa cure et disposé à la reprendre à la saison prochaine si les douleurs reviennent. Il eût été intéressant d'analyser les urines avant et après le traitement : cette analyse n'a pas été faite, et c'est regrettable ; nous comblerons cette lacune à l'occasion.

On trouvera plus loin une observation (obs. XXIX) qui montre les heureux effets des eaux de Néris dans le traitement des névropathies liées à l'herpétisme. Ce n'est pas non plus seulement dans les premières manifestations de la diathèse urique, comme chez le malade qui fait l'objet de l'observation XVII, que le traitement thermal de Néris peut être utile en combattant les phénomènes névropathiques, mais dans la gravelle et dans la goutte. « Chez les goutteux névropathiques, dit M. Durand-Fardel, (1), à accès plus douloureux

_______________

(1) Leçons professées à l'Ecole pratique.

que fluxionnaires, mobiles, alternant avec des névralgies, des gastro-
entéralgies, je réunis ici des types à physionomie très-variée, Vichy
est contre-indiqué. On pourra le remplacer par Royat, Saint-Nec-
taire, le Mont-Dore, ou par des eaux indéterminées, comme Néris,
Luxeuil, Evaux, Dax, Aix (Provence). Alors le caractère altérant ou
diathésique de la médication disparaît; mais si l'on traite moins
directement la goutte, on traite avantageusement l'état constitutionnel ».

Cette citation d'un auteur dont les travaux font autorité en médecine thermale, nous dispense d'entrer dans de plus longs détails
à ce sujet et de multiplier les observations.

Le chapitre que nous consacrerons aux affections utérines mon-
trera, non-seulement l'effet direct des eaux de Néris sur ces maladies, mais aussi leur action favorable sur les névropathies qui les
compliquent si fréquemment; l'observation VII en est déjà un
exemple. Toutes les névropathies qui accompagnent les maladies
des voies génito-urinaires chez l'homme rentrent dans le même
cas. Les spasmes, parfois si douloureux et toujours si énervants du
col vésical qui se montrent dans certaines affections de la vessie ou
de l'urèthre, ou suivent certaines opérations pratiquées sur ces
organes, trouvent une indication particulière dans l'action sédative et antispasmodique du traitement hydro-minéral.

### § 3. — Névralgies.

S'il était permis de douter des ressources thérapeutiques qu'offrent les eaux de Néris, leur efficacité dans le traitement des névralgies suffirait pour convaincre les plus sceptiques. Il est peu de ces
maladies, en effet, qui se montrent entièrement rebelles à leur
action. Nous ne parlons ici que des névralgies essentielles, quelle
qu'en soit d'ailleurs la cause, et nous écartons celles qui sont dues à
une lésion physique ou organique d'un tronc nerveux dont l'action
se continue, telle par exemple que la compression de ce tronc par
un corps étranger, une tumeur, etc. C'est en général à l'action sédative et antispasmodique des eaux de Néris que l'on s'adresse
pour combattre ces névralgies; il est des cas, néanmoins, ceux par

exemple dans lesquels la névralgie a une origine franchement rhumatismale, où il faut de préférence mettre en jeu l'action excitante et révulsive qu'elles doivent à leur haute thermalité. Cette distinction trouve surtout une application pratique à l'occasion de la sciatique, et elle ne pouvait passer inaperçue d'un esprit aussi judicieux que M. Rotureau. « En dehors du rhumatisme et des névralgies, dit ce savant confrère dans son *Traité des eaux minérales,* ou plutôt à l'occasion de ces deux manifestations morbides dont elle dérive également, la sciatique rentre aussi dans la sphère d'action des eaux de Néris, qui ont une efficacité indubitable contre cette affection, à la condition expresse, bien entendu, qu'elle ne soit pas la conséquence d'une maladie organique, d'une tumeur développée sur le trajet du plexus lombaire ou du nerf sciatique, dans le voisinage de ces troncs nerveux qu'elle comprime ou dans leur tissu même. Les bains généraux dans les piscines chaudes, les douches d'eau à 45 degrés et 46 degrés centigrades, les douches de vapeur naturelle d'eau minérale ou de vapeur forcée, doivent presque toujours être la médication hydro-thermale qu'il faut opposer aux douleurs siégeant dans le nerf sciatique ou dans ses rameaux.

« La sciatique dite essentielle, en effet, apparaît le plus souvent à la suite du séjour au froid et à l'humidité, et alors elle doit être traitée comme un accident rhumatismal, et les moyens que je viens d'indiquer sont mis en usage de la même façon et avec le même succès que dans tous les états morbides sous l'influence du rhumatisme.

« Mais lorsque la sciatique n'est plus liée directement à une cause rhumatismale évidente ou supposée, qu'elle s'observe sur un sujet évidemment nerveux, ayant souffert déjà antérieurement de douleurs névralgiques, complétement étrangères aux refroidissements, à l'humidité, etc., les eaux de Néris ont encore maintes fois prouvé leur vertu ; mais leur application doit être modifiée, et ce n'est plus aux bains et aux douches hyperthermales qu'il faut recourir ; elles augmentent, la plupart du temps, des douleurs qu'elles guérissent chez les rhumatisants, tandis que les bains et les douches tempérés ont un effet antispamodique et calmant qu'il faut rechercher avant tout. »

Notre expérience clinique confirme pleinement ce qui précède. Quelques faits, choisis parmi ceux que nous avons recueillis, permettront au lecteur d'en juger lui-même.

### Observation XVIII.

NÉVRALGIE REBELLE DE LA TÊTE ; ÉTAT GÉNÉRAL NÉVROPATHIQUE. — DISPARITION DE LA DOULEUR ; GRANDE AMÉLIORATION DE L'ÉTAT GÉNÉRAL.

M. X..., de 50 à 55 ans environ, a eu, il y a dix ans, une dysenterie extrêmement grave. Depuis cette époque, il a eu à supporter de fortes épreuves morales. Son état général s'en est grandement ressenti, et la disposition névropathique (nervosisme) s'est développée chez lui à l'excès. M. X... est sujet à des accès de névralgie très-douloureux, occupant une partie variable du péricrâne, le plus souvent la région temporo-frontale droite, et dégénérant parfois en un véritable tic douloureux. Ces accès retentissent vers l'estomac, comme dans la migraine, mais sans provoquer de vomissements. Tous les mois ou tous les deux mois survient une attaque, qui dure deux ou trois jours, et pendant laquelle se produisent des accès plus ou moins longs et douloureux. Une transpiration abondante de la tête, provoquée par un bonnet en caoutchouc, et la prise d'un verre ou deux d'eau de Friedrichshall soulagent le plus souvent le malade. Il va sans dire qu'il est toujours d'une extrême sensibilité au froid.

16 juin. M. X... commence le traitement par des bains d'une demi-heure, à 34 degrés.

18 juin. Accès très-douloureux dans le bain. Douleur occupant la plus grande partie du péricrâne, mais principalement la région occipitale. Agacement général, découragement profond. Repos au lit, la tête très-couverte, eau de Friedrichshall. Le soir, M. X... se lève pour dîner et se trouve assez bien pour assister à la représentation du Casino.

21 juin. Le malade prend des bains d'une heure. Un peu d'agacement. Douleur au poignet gauche. Nous proposons sur le péricrâne l'application de douches faibles et tempérées que le malade refuse par crainte de l'action consécutive du froid humide de l'air extérieur.

30 juin. Réapparition de la névralgie crânienne, moins forte cependant qu'à l'ordinaire.

2 juillet. Persistance de la douleur. M. X... se décide à prendre une douche à 35 degrés et de deux minutes *loco dolenti*.

3 juillet. Après cette douche, M. X... en prend une plus forte dirigée sur tout le corps.

10 juillet. Même traitement. M. X... se trouve si bien des douches crâniennes qu'il regrette de les avoir tant ajournées et prolonge de quelques jours son séjour à Néris pour réparer le temps perdu. Suspension des bains, qui causent un peu d'affaiblissement.

13 juillet. M. X... quitte Néris, ne souffrant plus de ses douleurs, remonté physiquement et moralement, et nous disant, non adieu, mais au revoir.

### Observation XIX.

NÉVRALGIE CUBITALE GAUCHE ; ANESTHÉSIE PRODUITE, A DROITE, DANS LES PARTIES INNERVÉES PAR LE CUBITAL, CONSÉCUTIVEMENT A UNE NÉVRALGIE DE CE NERF. — GUÉRISON DE LA NÉVRALGIE, PERSISTANCE DE L'ANESTHÉSIE.

Mme X..., 42 ans, d'un tempérament lymphatico-sanguin, encore réglée, a souffert longtemps de douleurs rhumatismales. Il y a quelques années, elle a eu une névralgie cubitale du côté droit. Après de très-vives souffrances, elle a éprouvé une diminution notable de la sensibilité dans les parties animées par le nerf malade. La sensation à la douleur est à peu près abolie, celle du toucher fortement compromise ; celle de la température persiste encore ; le froid cause de la douleur. Mme X... éprouve dans le bras gauche des élancements semblables à ceux qui ont précédé la paralysie du sentiment dans le bras droit. Elle ressent aussi des fourmillements dans les membres inférieurs. Elle dit avoir eu deux atteintes de congestion cérébrale, la première à Plombières, où elle faisait une cure thermale, attaque légère, dont les symptômes se sont dissipés promptement ; la seconde aurait été plus sérieuse, car elle aurait amené la perte de connaissance, une résolution complète, et aurait nécessité un traitement énergique. La malade en aurait conservé une surdité de l'oreille gauche. Depuis lors elle est restée sujette à des vertiges. Il serait permis d'interpréter ces accidents différemment qu'elle ne le fait elle-même ; mais ceci, dans l'espèce, n'aurait aucun intérêt. Rien du côté du cœur ; toutes les fonctions s'accomplissent bien.

12 juillet. Bains de quinze minutes à 33 degrés ; compresses froides en permanence sur le front ; pédiluve chaud après le bain.

18 juillet. La durée des bains a été portée graduellement à quarante minutes. Douleur intense dans tout le bras droit, y compris l'épaule. La

sensibilité de la main, qui semblait en partie revenue, a de nouveau disparu. Douleur moins vive au bras gauche. Céphalalgie.

20 juillet. Douleur des bras atténuée. Céphalalgie disparue consécutivement à la prise de deux pilules de podophyllin qui ont produit un effet purgatif. M^me X... consent à prendre sur les bras des douches à 35 degrés et à faible pression.

22 juillet. La douleur des bras diminue de plus en plus. Un peu de diarrhée.

23-25 juillet. Congestion hépathique. Menace de colique hépatique. Repos au lit. Narcotiques.

26-29 juillet. Amélioration. Apparition des règles.

30 juillet. Reprise des bains.

31 juillet. Quelques coliques sèches. Reprise des douches.

1er-4 août. Poussée assez intense vers la peau. Boutons. Quelques furoncles.

6 août. Atténuation de cette poussée tardive. Amélioration croissante de la névralgie. Plus de diarrhée ; souplesse plus grande des bras.

8 août. M^me X... quitte Néris, satisfaite de son traitement, dont elle redoutait les effets en raison de ses prétendues congestions cérébrales. Elle n'éprouve plus de douleur au bras gauche ; mais l'insensibilité de la région animée par le nerf cubital droit persiste au même degré qu'à son arrivée.

## Observation XX.

### NÉVRALGIE MAMMAIRE DATANT DE DIX MOIS ET REBELLE A TOUS LES TRAITEMENTS. — FORTE AMÉLIORATION.

M^me X..., 30 ans, d'une forte et belle constitution, mère de deux enfants, souffre actuellement depuis dix mois d'une névralgie mammaire du côté droit. La douleur est profonde et retentit en arrière au niveau de l'omoplate. Elle offre parfois des élancements très-aigus. Dans l'intervalle des paroxysmes, elle donne la sensation de chaleur, de cuisson, de pesanteur. Frictions calmantes ou excitantes, vésicatoires morphinés, hydrothérapie (70 douches), etc.; tous les moyens employés sont restés inefficaces. La malade nous est adressée à Néris.

Le sein douloureux ne présente rien de particulier. Il aurait été, d'après la malade, le siége de quelques nodosités sous l'influence des paroxysmes névralgiques ; en ce moment on ne sent rien. La pression au-dessus du mamelon réveille la douleur. M^me X... n'a rien perdu de son embonpoint et de sa fraîcheur, mais son système nerveux n'en est pas moins fortement ébranlé. Elle est profondément découragée ; elle croit que ces douleurs amèneront une tumeur qui ne tardera pas à se développer. Indifférente à tout, elle apitoie tout le monde sur son état. Elle ne peut supporter les vêtements qui la serrent, et reste constamment en déshabillé, sans que sa coquetterie féminine paraisse en souffrir. Nous commençons par remonter son moral, en lui promettant, non une guérison immédiate et absolue, pour ne pas l'exposer à une déception peut-être cruelle, mais un grand soulagement, précurseur d'une guérison consécutive. Nous pouvons ajouter que cette promesse a été réalisée.

24 juillet. La malade commence son traitement, qui a consisté en bains à 34 degrés de une heure à une heure et demie de durée, et en douches de dix minutes à 36 degrés, dirigées successivement sur la région de l'omoplate et, avec une moindre pression, sur la glande mammaire.

Le traitement a été interrompu par le retour des règles, par une légère attaque de cholérine, par quelques inexactitudes de la malade. La première période est suivie d'une amélioration légère, qui porte principalement sur l'état général. Ce n'est qu'à partir du vingt-sixième bain que l'amélioration de l'état local s'accentue et fait des progrès.

30 août. La douleur du dos (omoplate) a à peu près disparu. Celle du sein constitue plutôt une gêne qu'une véritable douleur. Une semblable gêne est ressentie dans l'autre sein. La malade a pu faire sans souffrir une course de plus d'une heure à âne, et une promenade à pied de 7 kilomètres. Son état général se ressent de cette amélioration; elle est complétement rassurée sur la nature de sa maladie et a recouvré toute sa gaieté.

1er et 3 septembre. Quelques réveils, mais fugitifs, de la douleur.

8 septembre. M^me X..., quitte Néris. Etat général des plus satisfaisants. Douleur de l'omoplate revenant rarement et toujours fortement atténuée. La douleur du sein a fait place à une simple sensation de gêne, parfois de chaleur très-supportable. Il est permis d'espérer une guérison prochaine.

## Observation XXI.

NÉVRALGIE INTERCOSTALE. — DISPARITION DE LA DOULEUR ET D'UN SENTIMENT D'OPPRESSION QU'ELLE PROVOQUAIT.

M. X..., 33 ans, souffre depuis quelque temps déjà, au-dessous du sein gauche, d'une douleur parfois très-vive, revenant par accès, et produisant une certaine oppression. Cette douleur s'est montrée rebelle aux divers moyens employés jusqu'ici, et ne laisse pas de préoccuper le malade. M. X... a du reste toutes les apparences d'une forte constitution et d'une bonne santé.

Le traitement thermal auquel nous avons soumis M. X... a consisté
en bains de 33 à 34 degrés et en douches de 35 à 36 degrés et à faible
pression, *loco dolenti.*

Vers le milieu du traitement, la douleur et l'oppression qui l'accompagne ont pris plus d'intensité, et sont revenues sous forme d'accès,
apparaissant trois jours de suite à heure fixe. Nous nous disposions à
combattre cette périodicité par le sulfate de quinine, mais le quatrième
jour l'accès a fait défaut, et les jours suivants il n'a pas reparu. Quand
M. X... a quitté Néris, après une saison que ses affaires l'ont obligé d'é-
courter (vingt bains), il ne ressentait plus ni douleur ni oppression.

Deux des observations rapportées plus haut (Obs. III et IX) montrent les heureux effets des eaux de Néris dans le traitement de la
sciatique. Parmi les autres faits que nous avons recueillis, relativement à cette névralgie, nous relèverons le suivant, qui nous semble présenter un intérêt particulier. En effet, la sédation obtenue
dans la douleur n'a eu qu'une durée relativement courte, car
moins d'un mois après le traitement thermal sont survenus des
accès plus violents et plus rebelles à toute médication qu'aucun
de ceux que le malade avait eus jusqu'alors. Son médecin a bien
voulu nous en rendre témoin.

## Observation XXII.

SCIATIQUE. — SOULAGEMENT MARQUÉ SUIVI UN MOIS APRÈS D'UNE
RECRUDESCENCE DE LA NÉVRALGIE.

M. X... est d'une forte constitution ; il a 71 ans et en paraît à peine
avoir 60, bien qu'il ait fait des excès de travail. Il est sujet à des névralgies erratiques, mais se fixant plus spécialement sur le nerf sciatique
droit. Il porte entre les bourses et les cuisses un intertrigo qui lui cause
les plus vives démangeaisons. Ces démangeaisons acquièrent parfois un
degré insupportable et vont alors jusqu'à réveiller la névralgie sciatique.
Il en résulte, chez M. X..., une grande surexcitation générale. Signa-
lons, comme détail accessoire, une hernie double et un commencement
d'hydrocèle.

Nous prescrivons des bains à 35 degrés, des douches à 36 degrés et à
très-faible pression sur le siége de l'intertrigo, des douches plus fortes
à 38 degrés sur le trajet du nerf sciatique. La douleur ne tarde pas à
s'atténuer et l'excitation générale à se calmer; M. X... fait une excur-

sion qui dépasse la mesure de ses forces ; la douleur reparaît, mais s'a-mende de nouveau. Quand M. X... quitte Néris, à la fin du mois d'août, elle a à peu près disparu ; l'état général est satisfaisant, l'inter-trigo a pâli et s'est grandement circonscrit, mais les démangeaisons per-sistent.

Le 1er octobre suivant, nous rencontrons le médecin de M. X... qui nous dit que son client est en proie à un accès des plus violents de né-vralgie sciatique, accès contre lequel tout à échoué, et il nous prie de venir le voir le lendemain avec lui. Nous sommes exact au rendez-vous, et nous trouvons, en effet, M. X... très-fatigué et affaibli par les dou-leurs intenses qu'il a supportées : il vient d'avoir un accès, ou plutôt il touche à la fin d'un accès. Il attendait avec impatience son médecin qui, après avoir tout essayé et pris l'avis de deux confrères, se bornait, comme traitement palliatif, à des injections sous-cutanées de morphine, pratiquées une ou deux fois par jour dans le voisinage du nerf malade. Nous avons su que, depuis cette rude épreuve, l'état de M. X... s'est amélioré.

Quelle a été l'influence du traitement thermal sur le retour de ces accès ? A-t-il été simplement impuissant à les prévenir, ou a-t-il contribué à les provoquer, par suite, en quelque sorte, d'une excitation ou d'une poussée tardive ? Un seul fait ne nous permet pas de répondre à cette question. Si nous le rapprochons de l'obs. I, où l'on voit une recrudescence du rhumatisme musculaire suivre aussi de près une première saison faite à Néris, on peut être disposé à admettre la seconde hypothèse. C'est là un point à élucider. En tout cas, ce qui doit rassurer les malades, c'est que le retour à l'état aigu de la douleur rhumatismale ou névralgique ne constitue en pareil cas qu'un accident transitoire et n'implique nullement une aggravation de la maladie.

Les faits précédents comprennent des exemples des névralgies que l'on rencontre le plus souvent ; quand nous aurons cité en outre la névralgie faciale, la névralgie plantaire, et la névralgie lombo-abdominale si fréquente chez les femmes atteintes d'affections utérines, nous aurons à peu près parcouru le cercle entier de ces maladies. Nous avons aussi à mentionner les viscéralgies, en particulier la gastralgie, l'hystéralgie et la névralgie de l'ovaire, qu'elle existe isolément ou se confonde avec la névralgie lombo-abdominale. Dans tous ces cas la médication sédative à laquelle satisfont les eaux de Néris est nettement indiquée; la démonstration clinique en est faite depuis longtemps.

### § 4. — Hyperesthésies et anesthésies.

Les hyperesthésies se lient intimement aux névralgies ; celles-ci, à vrai dire, ne sont qu'une variété de celles-là ; M. Jaccoud les définit, en effet, des *hyperesthésies spontanées* par opposition aux *hyperesthésies proprement dites, ou fonctionnelles,* qui ne se manifestent que lorsque l'activité fonctionnelle du nerf est mise en jeu. Parmi les hyperesthésies, les plus communes sont l'hyperesthésie cutanée ou dermalgie et l'hyperesthésie vulvaire. Mais la maladie peut offrir d'autres siéges, et il nous a été donné d'observer à Néris deux cas intéressants, l'un d'hyperesthésie du pharynx, amenant pendant dix-huit mois un mutisme absolu, l'autre d'hyperesthésie oculo-palpébrale.

### Observation XXIII.

HYPERESTHÉSIE DU PHARYNX AYANT AMENÉ, PENDANT DIX-HUIT MOIS, L'IMPOSSIBILITÉ ABSOLUE DE PARLER. — GUÉRISON.

M$^{lle}$ X..., 20 ans, fortement constituée, bien réglée, a éprouvé, en 1871, une grande sensibilité à la gorge. Cette sensibilité a augmenté à la suite de bains de mer et s'est transformée progressivement en une douleur assez intense pour rendre la parole impossible. La douleur devenait surtout vive consécutivement aux repas et à l'émission des mots; elle atteignait ordinairement le plus haut degré d'acuité une heure après la conversation. M$^{lle}$ X... s'est condamnée au silence et, pendant dix-huit mois, elle n'a communiqué avec les personnes de son entourage qu'au moyen d'une ardoise et d'un crayon. L'examen laryngoscopique, d'abord très-difficile, puis devenu complétement impossible par suite du spasme qu'il provoquait, n'a révélé que quelques granulations insignifiantes. Généralement grande sécheresse de la gorge. M$^{lle}$ X... a consulté bon nombre de médecins et essayé les médications les plus variées : rien n'a fait; ce qui en est ressorti de plus clair, c'est une tolérance des plus remarquables de la malade pour les agents les plus énergiques de la matière médicale. Cependant elle a fait, en 1873, une saison à Néris, et en a ressenti quelque soulagement. Un long voyage entrepris en Italie, d'après les conseils de son médecin, a eu pour résultat d'accroître et de fortifier cette amélioration. Toutefois, quand nous la voyons pour la première fois, en mai 1874, avec notre confrère, qui devait nous l'adresser deux ou trois semaines plus tard, elle ne pouvait encore prononcer que des monosyllabes. Elle venait de commencer l'usage de l'acide arsénieux (2 milligrammes par jour en pilules).

Quand nous revoyons M<sup>lle</sup> X.... à Néris, le 6 juin suivant, nous sommes heureusement surpris de l'entendre parler. Elle peut soutenir une longue conversation sans trop se fatiguer. La douleur pharyngienne a à peu près disparu, mais il reste encore, en ce point, une certaine sensibilité.

7 juin. Nous prescrivons des bains à 34 degrés, allant progressivement, comme durée, d'une demi-heure à deux heures. La malade continuera l'usage de l'arsenic.

11 juin. Aux bains on ajoute des douches à 36 degrés, de cinq à dix minutes de durée, à bout touchant et à faible pression sur les épaules, le cou, la colonne cervicale. Pour terminer, douche plus forte sur les jambes et les pieds.

25 juin. Un peu plus de sensibilité à la gorge.

6 juillet. M<sup>lle</sup> X... prend son dernier bain et sa dernière douche. Elle a parfaitement supporté le traitement, sauf un peu de fatigue générale. La sensibilité de la gorge a fait des progrès.

9 juillet. Aujourd'hui, jour de son départ, M<sup>lle</sup> X.. éprouve presque de la douleur quand elle a un peu parlé. Certains aliments réveillent aussi la sensibilité pharyngienne. Il semble résulter de là que son état est moins satisfaisant qu'à l'époque de son arrivée. Mais M<sup>lle</sup> X... ne s'en inquiète nullement, car elle a éprouvé la même chose l'an dernier et il ne s'en est pas moins suivi une amélioration marquée. La justesse de cette induction a été confirmée et, au moment où nous écrivons ces lignes, M<sup>lle</sup> X... n'a plus que le souvenir de son affection ; elle parle comme tout le monde sans rien éprouver du côté du pharynx.

## Observation XXIV.

NÉVROPATHIE GÉNÉRALE CONSÉCUTIVE A UNE CHUTE SUR LA NUQUE ; HYPERESTHÉSIE OCULO-PALPÉBRALE. — AMÉLIORATION DE L'ÉTAT GÉNÉRAL, MODIFICATION PLUS LÉGÈRE DU CÔTÉ DES YEUX.

M<sup>me</sup> X..., 49 ans, d'une constitution affaiblie, a fait, il y a dix-huit ans, une chute sur la nuque. Depuis cette époque elle a présenté divers phénomènes névropathiques, rachialgie, douleurs musculaires, articulaires, gastralgiques, etc., pour lesquels elle a parcouru bon nombre de stations thermales, Allevard, Luxeuil, Plombières, Aix, etc. Il y a un an environ, elle a commencé à éprouver de la fatigue dans les yeux; elle s'en est aperçue en jouant aux cartes. Bientôt elle a dû renoncer au jeu, de même qu'aux travaux manuels. Il y a dix mois, à la suite d'une soirée passée au théâtre, elle a éprouvé dans les yeux une vive douleur qui n'a fait que croître et est devenue permanente. Le grand jour, l'action de fixer un corps brillant ou réfléchissant la lumière, la réveillent. La malade peut fixer pendant quelque temps un point obscur sans souffrir, mais il ne faut pas que cela dure au delà d'une certaine limite, d'ailleurs assez restreinte. La douleur provoquée ainsi par la lumière ne disparaît pas avec la cause; elle persiste longtemps après, quelques heures, parfois une journée tout entière. La malade ne se sent bien que dans l'obscurité complète ou les yeux fermés. Les lunettes, de quelque couleur qu'elles soient, la fatiguent et n'évitent pas la douleur produite par le grand jour. A l'ombre des arbres, dans le parc, la douleur ne se fait pas sentir; la malade éprouve simplement une sensation de froid aux paupières. Le matin, à son réveil, les paupières sont engourdies; il lui faut parfois une demi-heure pour pouvoir les ouvrir. Si alors elle fixe un point lumineux, la douleur survient aussitôt. Cette douleur, très-aiguë, a pour siége principal l'angle interne de l'œil, la caroncule, et s'irradie vers les sourcils et le front. Il semble aussi à la malade que l'œil est comprimé, rétracté. Du reste, aucun trouble fonctionnel, aucune lésion dans l'œil. L'acuité de la vision est aussi parfaite qu'elle a jamais été; l'examen ophthalmoscopique a montré que toutes les membranes, tous les milieux sont sains. Les deux yeux sont également atteints. Sous l'influence de la lumière, les deux pupilles sont également contractiles. Aucun phénomène congestif, aucun larmoiement ne s'observe. En un mot, rien d'apparent ne survient; seule, la douleur est réveillée, à un degré variable, suivant l'intensité de la lumière et la durée de son action.

Plusieurs traitements ont été employés : bromure de potassium, belladone, atropine, douches oculaires, etc.; rien n'a fait. Ce qui a le plus soulagé momentanément la malade, c'est l'application sur les yeux de compresses trempées dans un mélange d'eau de laitue, d'eau de laurier-cerise et de laudanum. La belladone, dit-elle, lui a fait beaucoup de mal. Elle arrive à Néris très-fatiguée par le voyage. L'hyperesthésie est poussée au plus haut degré. La malade ne peut ni lire, ni écrire; elle est condamnée à un repos absolu dans une chambre obscure. Elle se plaint aussi d'un froid constant aux extrémités inférieures.

20 juillet. Nous prescrivons des bains à 34 degrés, d'une demi-heure à une heure, suivis de pédiluves chauds, et des douches à 35 degrés sur la paupière, avec l'ajutage qui donne la plus faible pression, le robinet étant demi-fermé. Telle a été la base du traitement, qui a peu varié, du 20 juillet au 8 août.

Les premières douches ont été mal supportées. Elles ont réveillé la douleur et provoqué un état congestif de la tête se traduisant par de la pesanteur et un sentiment de constriction. Mais peu à peu elles sont mieux tolérées et deviennent sédatives. La malade les prend de très-courte durée et en plusieurs fois pendant le bain. La douleur est immédiatement calmée par la douche, mais elle reparaît bientôt sous l'action de la lumière. Elle est moins fixe qu'elle n'était ; elle quitte un œil pour se montrer à l'autre et *vice versa;* cette mobilité de la douleur est un fait nouveau pour la malade.

Pour calmer les réveils de la douleur causés pendant le jour par l'action de la lumière, nous conseillons l'application sur les paupières de compresses trempées dans un mélange tiède composé de 100 grammes d'eau de laitue, 10 grammes d'eau de laurier cerise et 4 grammes de teinture thébaïque. L'application de ces compresses soulage la malade, mais provoque une congestion des paupières très-intense, allant jusqu'au rouge vineux. Des compresses imbibées d'eau tiède à la même température que le mélange soulagent très-peu, mais ne produisent pas la congestion palpébrale. Il en est de même si l'on trempe les compresses dans une solution d'extrait thébaïque dans de l'eau distillée, toujours à la même température ; l'effet calmant est moindre, bien que la dose d'opium soit la même que dans le premier mélange, mais la congestion des paupières ne se produit pas. Cette congestion survient encore quand la malade emploie de l'eau de laurier cerise pure.

Si nous insistons sur ces détails, c'est uniquement pour donner une idée de l'extrême sensibilité des paupières et des conditions diverses qui peuvent l'exalter. En même temps que se produit l'hyperémie palpébrale, la malade y accuse un vif sentiment de chaleur.

8 août. Au moment où M^me X... quitte Néris, son état général est grandement amélioré ; elle ne souffre plus ni le long du rachis, ni dans les masses musculaires et les articulations qui étaient auparavant le siége de douleurs. L'appétit est bon, les digestions faciles ; les nuits sont calmes. L'hyperesthésie oculaire persiste, mais à un moindre degré, ou plutôt avec quelques modifications, dont nous avons indiqué plus haut les principales. Elle est souvent remplacée par une sensation de pesanteur, de vague dans la tête. La douleur est moins vive ; elle est mobile ; elle est calmée par les douches. Ce que la malade éprouve de plus con-

stant et en même temps de plus pénible, c'est un sentiment de resserre-
ment, de constriction dans les yeux.

M^me X..., qui s'étudie beaucoup, a remarqué que l'action de l'air
frais réveillait les douleurs qu'elle éprouvait aux mains et aux membres inférieurs. Ces douleurs étaient superficielles, elles paraissaient,
dit-elle, siéger entre la peau et les muscles sous-jacents. Encore en ce
moment, si elle parle dehors, à l'air frais, il lui semble que la langue et
les amygdales enflent. Elle éprouve des sensations analogues aux paupières. Le froid agit sur les paupières pour réveiller la sensibilité, comme la
lumière sur les yeux.

En résumé, et comme résultat obtenu, grande amélioration dans l'état
général ; modifications légères dans l'hyperesthésie oculo-palpébrale.

L'hyperesthésie, dans un grand nombre de cas, a une origine
hystérique ou rhumatismale et relève, à ce double titre, de la médication sédative présentée par les eaux de Néris. Quand l'une ou
l'autre de ces deux origines ne peut être légitimement invoquée,
le traitement hydro-minéral de Néris n'en est pas moins indiqué,
car il produit le plus souvent une détente dans l'état général névropathique, mais peut-être faut-il moins compter sur son efficacité
en ce qui concerne l'hyperesthésie. Par exemple celle qui dépend
d'une lésion spinale, comme dans la compression de la moelle, ne
saurait naturellement être amendée, tant que la cause de la compression persiste.

L'hyperesthésie conduit souvent à l'anesthésie; le nerf excité
trop vivement ou trop longtemps finit par perdre son excitabilité;
c'est ce qui arrive à la suite de certaines névralgies; la malade
qui fait l'objet de l'observation XIX en est un exemple. Nous avons
observé à Néris un autre cas d'anesthésie périphérique chez un
malade âgé de 50 ans, et présentant depuis de longues années
toutes les manifestations de la diathèse rhumatismale : douleurs
articulaires, musculaires, insuffisance mitrale consécutive à une
endo-péricardite, etc. Depuis longtemps aussi l'insensibilité de la
main et de l'avant-bras gauche est complète. Le traitement thermal a amélioré les manifestations musculaires et articulaires du
rhumatisme, mais, pas plus que chez l'autre malade, il n'a modifié
l'anesthésie.

Il semble résulter de ces deux faits que lorsque l'anesthésie date
de longtemps, l'action excitante des eaux de Néris est insuffisante
pour rappeler la sensibilité. Ce qui est vrai de l'anesthésie périphérique, doit l'être *à fortiori* quand l'anesthésie dépend d'une lésion
cérébrale ou spinale. L'anesthésie hystérique est moins rebelle ; elle
coïncide le plus souvent avec d'autres manifestations de la névrose,
l'hyperesthésie ovarienne, par exemple, et suit les modifications
qu'elles subissent sous l'influence du traitement hydro-minéral.
Quant à séparer les différentes modalités de l'anesthésie (analgésie
ou insensibilité à la douleur, abolition de la sensibilité tactile,
perte du sentiment de la température) et à savoir si l'une est plus
accessible que les autres aux effets de la médication thermale, c'est
une étude à faire.

### § 5. — Spasmes et Contractures.

La motilité présente des troubles fonctionnels analogues à ceux
que nous venons de passer en revue à propos de la sensibilité. Aux
hyperesthésies, exprimant une surexcitation fonctionnelle, correspondent les *hyperkinésies* (spasmes, contractures); aux anesthésies, traduisant au contraire une diminution ou une abolition de
cette excitation, correspondent les *akinésies* ou *paralysies;* nous
étudierons celles-ci dans le paragraphe suivant.

Les spasmes et les contractures (spasmes toniques) sont souvent
symptomatiques, et c'est encore dans dans l'hystérie qu'on les rencontre le plus fréquemment. Les eaux de Néris ont donné de beaux
résultats dans le traitement de la contracture hystérique; les bains
prolongés de cette station constituent peut-être la médication la
plus efficace pour combattre cet ordre de symptômes. C'est au
moins ce qui résulte des observations cliniques de M. de Laurès.

Nous avons vu que, dans le rhumatisme noueux, on observe la
contracture des muscles qui s'insèrent dans le voisinage des articulations malades. Ailleurs le rhumatisme musculaire fixe produit
aussi le spasme tonique des muscles sur lesquels il demeure loca-

lisé. Ces contractures, d'origine rhumatismale, sont souvent amendées par les eaux de Néris, mais peut-être à un moindre degré que les contractures hystériques.

La contracture s'observe encore parmi les symptômes de maladies de l'encéphale et de la moelle épinière, consécutivement à la parésie ou à la paralysie (sclérose en plaques, sclérose latérale primitive ou consécutive soit à une lésion cérébrale, soit à une lésion spinale, etc.). Ce n'est pas seulement la contracture ou spasme tonique qu'on peut noter en pareil cas, mais le spasme clonique. Sans parler des oscillations rythmiques de la paralysie agitante, des mouvements plus amples et choréiformes de la sclérose multiloculaire, on sait que M. Charcot a signalé, dans quelques cas d'hémiplégie consécutive à une lésion cérébrale (hémorrhagie, ramollissement), un tremblement hémilatéral, une sorte d'hémichorée, qui accompagne habituellement l'hémianesthésie, et qui parfois survient au moment où la paralysie motrice commence à s'amender. Parmi les phénomènes du même genre on peut citer aussi la trémulation convulsive qu'on provoque parfois dans les membres contracturés en portant brusquement, par exemple, s'il s'agit des membres inférieurs, le pied dans l'extension.

Dans tous ces cas de spasmes ou de contractures symptomatiques, le pronostic varie avec la maladie primitive, et les eaux de Néris, pas plus que les autres médications, ne sauraient avoir la prétention d'agir avec la même efficacité. Mais il existe aussi des spasmes et des contractures idiopathiques, constituant par eux-mêmes une entité morbide ; nous nous bornerons à citer le tic convulsif de la face, le torticolis spasmodique, la crampe des écrivains, la contracture essentielle des extrémités (tétanie ou tétanille), etc. Quelle est, dans ces différents cas, l'action des eaux de Néris? Nous croyons qu'elle peut être favorable, mais l'expérience clinique nous fait défaut; nous devons donc réserver notre jugement.

### § 6. — Paralysies et amyotrophies.

La même réserve nous est commandée en ce qui concerne les

paralysies. On dit, et l'on répète banalement, que les eaux de Néris, à l'instar d'un grand nombre d'eaux minérales, guérissent ou
améliorent les paralysies rhumatismales et les paralysies nerveuses ;
mais ce sont là des termes vagues que, dans l'état actuel de la
science, on ne saurait plus accepter.

Il faut distinguer dans les paralysies, au point de vue qui nous
occupe, le siége, la nature et la marche de l'affection nerveuse dont
elles sont un symptôme.

Relativement au siége, les paralysies se divisent en cérébrales,
spinales et périphériques.

Les paralysies d'origine cérébrale, le plus souvent consécutives à
une hémorrhagie ou à un ramollissement, dont le foyer est en voie
de réparation, ont peu à compter avec les eaux de Néris. Si l'on est
trop rapproché de l'attaque, on peut craindre que l'excitation des
eaux, due principalement à leur haute thermalité, ne provoque une
hypérémie vers le cerveau, et ne détruise ainsi ou n'entrave le travail réparateur. Si l'on est assez éloigné du moment de l'attaque
pour ne pas avoir cette crainte, il est préférable de s'adresser à des
eaux qui joignent à l'action purement thermale celle d'une forte
minéralisation.

Relativement aux paralysies d'origine spinale il importe d'établir
quelques distinctions. Parmi les affections ou les lésions médullaires
dont elles dépendent, les unes ont tendance à demeurer locales (paralysie de l'enfance, paralysie spinale aiguë de l'adulte), les autres à
s'étendre et à suivre une marche progressive (atrophie musculaire
progressive protopathique, sclérose en plaques disséminées, sclérose
latérale amyotrophique, ataxie locomotrice) ; entre ces deux types,
et comme transition, il faut placer des cas où la lésion, après s'être
montrée au début envahissante, tend ensuite à rétrocéder (paralysie générale spinale subaiguë), et d'autres où la maladie, causée et
entretenue par une cause physique, qu'elle soit restée localisée ou
qu'elle se soit plus ou moins étendue, tend aussi, quand la cause
a disparu, vers un travail de réparation (myélites par compression).

Dans ces différents cas, l'indication n'est pas la même. Quand la
lésion spinale reste localisée, avec tendance naturelle à la répara-

tion, on peut attaquer hardiment la paralysie qu'elle a laissée après
elle, sans crainte de donner un coup de fouet à la maladie primitive. L'action excitante des eaux de Néris peut alors trouver un
emploi utile.

Quand, au contraire, l'affection médullaire tend à avoir une
marche envahissante, toute médication excitante semble présenter
du danger, et dès lors c'est à l'action sédative des eaux qu'il fau-
drait s'adresser.

Enfin, dans les cas intermédiaires, et suivant les circonstances,
on pourrait associer l'excitation locale, périphérique des parties
paralysées à un traitement général sédatif.

Ce que nous disons ici est purement inductif, mais, à défaut de
l'expérience clinique, nous semble suffisamment justifié pour éclairer, à l'occasion, la pratique thermale.

À côté des paralysies dont il vient d'être question, il en est qui,
dans l'état actuel de nos investigations et de nos connaissances
histologiques, ne trouvent pas leur raison immédiate dans une
lésion appréciable des centres nerveux. Plus tard, sans doute, cette
lacune sera comblée. En attendant, l'anatomie pathologique de la
paralysie agitante est à peu près inconnue, et les hémiplégies ou
les paraplégies hystériques ne s'accompagnent non plus, du moins
pendant un certain temps, d'aucune altération appréciable. D'après
M. de Laurès, l'action des eaux de Néris sur la paralysie agitante
est complétement nulle. Quant à la paralysie hystérique, elle est
heureusement modifiée par ces eaux, comme les autres manifestations de la même névrose.

Les paralysies périphériques peuvent être aussi sous la dépendance de l'hystérie, et elles se comportent comme les précédentes.
Les paralysies *à frigore*, dites rhumatismales, s'accompagnent le
plus souvent d'une altération anatomique du nerf malade (hypérémie, œdème du névrilème, etc.), et se montrent parfois plus
rebelles; mais elles cèdent généralement au traitement thermo-
minéral. Il en est de même des paralysies consécutives à une maladie aiguë; à un traumatisme, quand le nerf peut se réparer; à

une lésion physique, comme la compression par une tumeur, quand la cause a disparu, etc. Les paralysies les plus réfractaires sont les paralysies saturnines. D'une manière générale, celles auxquelles conviennent le mieux les eaux de Néris sont les paralysies d'origine hystérique et les paralysies *à frigore*.

Nous avons rapproché les amyotrophies des paralysies; on sait, en effet, que celles-ci, pour peu qu'elles se prolongent, s'accompagnent toujours d'une atrophie plus ou moins prononcée des muscles paralysés. Il existe toutefois, au point de vue clinique, quelques distinctions à faire. Tantôt l'atrophie musculaire ne se développe qu'à la longue dans les membres paralysés et par suite de l'inaction à laquelle ils sont condamnés. Tantôt l'atrophie est en quelque sorte primitive et apparaît en même temps que la paralysie, ou la suit de très-près; c'est ce qui arrive dans certains cas de paralysies périphériques (lésions irritatives) et dans les affections spinales qui atteignent les cellules motrices des cornes antérieures. On sait que, dans ces cas, la contractilité faradique est promptement diminuée ou abolie.

On doit aussi distinguer les cas, comme pour les paralysies, où l'atrophie reste localisée à un ou plusieurs muscles (paralyies périphériques, paralysie infantile, paralysie spinale aiguë de l'adulte), de ceux où elle tend à se généraliser, soit qu'elle puisse rétrograder (paralysie générale subaiguë), soit qu'elle suive une marche toujours progressive (atrophie musculaire progressive).

Enfin, il ne faut pas oublier que l'atrophie musculaire, même à marche progressive, peut se rencontrer sans altération appréciable des centres nerveux (paralysie pseudo-hypertrophique ou myo-sclérosique).

La thérapeutique, pour combattre toutes ces affections paralytiques et amyotrophiques, possède trois puissantes modificateurs : l'électricité, l'hydrothérapie, les eaux minérales. L'un ne saurait être employé à l'exclusion des deux autres; ils doivent plutôt concourir au même but et se prêter un mutuel appui. La part qui, dans cette action collective des trois modificateurs, revient à l'élec-

tricité, a été l'objet d'importants travaux (Duchenne (de Boulogne),
Onimus); il en est de même de l'hydrothérapie (Fleury, Tartivel,
Béni-Barde, Delmas); pour ce qui concerne les eaux minérales,
l'étude est moins avancée et demande à être poursuivie en tenant
compte des progrès récemment accomplis dans la pathologie du
système nerveux. Cette étude nous paraît devoir présenter autant
d'attrait que d'utilité, et, dans notre sphère d'action, nous ne saurions manquer de lui consacrer nos soins et nos efforts.

### III. — AFFECTIONS UTÉRINES.

Nous ne comprenons pas seulement, sous la dénomination d'affections utérines, les maladies propres à l'utérus, mais bien, d'une
manière générale, celles qui intéressent l'appareil génital de la
femme, dont l'utérus, au point de vue pathologique, est l'organe
le plus important.

Si l'on envisage cliniquement ces maladies dans leur expression
la plus synthétique, on voit qu'elles offrent à considérer trois éléments principaux qui servent de base à autant d'indications générales : 1° un élément diathésique, dont la relation avec la maladie
locale est plus ou moins étroite, et qui contribue à donner à celle-ci
un aspect spécial comme aussi à la rendre plus ou moins accessible
ou rebelle aux moyens thérapeutiques qu'on lui oppose; 2° un élément fluxionnaire, congestif ou inflammatoire, qui peut présenter
tous les degrés, depuis la congestion la plus légère jusqu'à l'hémorrhagie d'une part et, de l'autre, la phlegmasie la plus intense avec
les altérations consécutives qu'elle entraîne ; 3° un élément nerveux ou névropathique qui, tantôt reste localisé dans l'appareil génital, tantôt, et c'est le cas le plus fréquent, se généralise et retentit dans toute l'économie.

La prédominance de l'un de ces éléments doit être prise en sérieuse considération quand il s'agit d'instituer un traitement thermo-minéral. Ainsi quand l'affection utérine est manifestement

sous la dépendance d'une diathèse nettement accusée, et que, par suite d'un traitement approprié, elle a perdu le degré d'acuité qui contre-indique l'emploi des eaux minérales, la maladie locale s'efface, au point de vue de l'indication thérapeutique, devant la diathèse, et c'est la nature de celle-ci qui doit déterminer le choix de la station thermale. A ce point de vue, les diathèses rhumatismale et arthritique, qui s'accompagnent du reste généralement d'une grande irritabilité, réclament les eaux de Néris.

Quand c'est le second élément qui prédomine, on ne saurait se montrer trop prudent, car la plupart des eaux minérales, sinon toutes, augmentent la tendance fluxionnaire ou congestive et, si l'on n'y prend garde, on s'expose à provoquer ou des hémorrhagies, ou une poussée inflammatoire aiguë dont il est impossible de prévoir l'étendue et l'intensité. Sous ce rapport, les eaux à faible minéralisation, comme celles de Néris, sont certainement celles dont on a le moins à craindre les effets, mais elles ne mettent pas à l'abri de tout danger ; nous en citerons plus loin un exemple.

La prédominance de l'élément nerveux ou névropathique appelle tout spécialement les eaux de Néris ; cela ressort des considérations et des faits exposés dans le chapitre précédent, en particulier de l'obs. VII.

Si maintenant, sortant de ces généralités, nous abordons de plus près les indications tirées de l'étude des différentes maladies qui peuvent affecter l'appareil génital de la femme, nous voyons tout d'abord qu'il faut éliminer de notre sujet les maladies purement chirurgicales, telles que les altérations organiques (tumeurs, polypes, cancer), les lésions mécaniques (déplacements, déviations, flexions), les lésions traumatiques (déchirures, fistules), etc. Il est évident que, dans les cas où ces différents états morbides se compliquent d'accidents névropathiques ou d'accidents subinflammatoires, ce qui n'est pas rare, surtout pour les changements de situation de l'utérus, les eaux de Néris, en atténuant cette complication, peuvent être utiles ; mais elles demeurent sans action sur la maladie primitive. Il est même des cas où elles pourraient devenir nuisibles; c'est ce qui, d'après l'expérience de M. de Laurès, ne manquerait pas d'arriver pour le cancer.

Cela dit, les maladies de l'appareil génital de la femme qu'on traite avec le plus de succès à Néris peuvent être rangées sous trois chefs principaux : 1° névroses ou névropathies ; 2° maladies inflammatoires ; 3° troubles fonctionnels. Nous consacrerons quelques développements à chacun de ces groupes.

### § 1. — Névroses. — Névropathies.

Les névroses ou névropathies qui affectent l'appareil génital de la femme sont tantôt primitives, tantôt secondaires. Ce dernier cas est de beaucoup le plus fréquent. Tantôt aussi elles restent localisées aux organes génitaux (prurit, névralgie, hyperesthésie de la vulve, vaginisme, coccyodynie, hystéralgie, ovarie); d'autres fois elles témoignent d'un retentissement plus ou moins étendu de l'affection primitive sur le reste de l'économie, donnant lieu, ici à des phénomènes généraux (hystérie ou accidents hystériformes, nymphomanie), là à des symptômes plus localisés (toux utérine, gastralgie, névralgies périphériques, paraplégie, etc.).

On voit, par cette rapide énumération, que nous retrouvons ici les différents types d'affections ou de symptômes névropathiques étudiés dans le chapitre précédent. Nous pourrions donc renvoyer le lecteur à ce que nous avons déjà dit sur ce sujet. Toutefois quelques-uns de ces états névropathiques empruntent aux organes qui en sont le siége ou le point de départ des caractères particuliers qui méritent d'arrêter un instant notre attention.

Le prurit de la vulve est une affection parfois très-rebelle, surtout quand il n'est pas lié à une autre affection des organes génitaux sur laquelle la thérapeutique a plus de prise ; aussi fait-il parfois le tourment et même le désespoir des femmes qui en sont atteintes. Quelques-unes de nos malades souffraient à des degrés variés de ce symptôme, et la plupart, sinon toutes, ont été grandement soulagées par les eaux de Néris.

L'hyperesthésie vulvaire, que plusieurs gynécologues considèrent comme un mode particulier de névralgie ayant son siége dans le nerf honteux interne, et que, en tout cas, il ne faut pas confondre avec le vaginisme, est une affection plus rare, et nous n'avons pas eu encore occasion de l'observer à Néris. Nous ne doutons pas d'ailleurs qu'elle ne trouve dans les eaux de cette station une médication extrêmement favorable.

Nous n'oserions en dire autant du vaginisme ou contracture spasmodique de l'anneau vulvaire. Ici un traitement chirurgical est le plus souvent nécessaire. Toutefois il ne faut pas oublier qu'il est des cas où l'affection spasmodique n'est pas limitée au sphincter de la vulve, mais où elle s'étend à la vessie, à l'urèthre, au rectum, en un mot à la partie du système nerveux qui anime le petit bassin. Dans ces cas le traitement chirurgical, même le traitement sanglant, proposé par Sims et recommandé plus tard par Adolphe Richard, est insuffisant, et la médication sédative, antispasmodique, présentée par les eaux de Néris, doit trouver une application utile.

Nous avons observé un fait qui montre l'efficacité de ces eaux dans une autre affection, parfois rebelle aussi, et pour laquelle Simpson avait proposé, dans certains cas, un traitement chirurgical non moins énergique que celui de Sims dans le vaginisme, nous voulons parler de la coccyodynie. La malade dont il s'agit, âgée de 40 ans, était rhumatisante et avait des accès de coccyodynie extrêmement douloureux. Quand elle est arrivée à Néris, elle était très-affaiblie par la souffrance. Un court séjour dans cette station a suffi pour faire disparaître la coccyodynie et améliorer considérablement l'état général. Plusieurs mois après, cette amélioration ne s'était pas dementie.

Nous ne nous arrêterons pas aux névralgies, viscérales ou périphériques, ni aux phénomènes hystériques ou hystériformes qui sont sous la dépendance des affections génitales de la femme : nous aurions peu de chose à ajouter à ce qui a été exposé précédemment (V. obs. VII) ; nous dirons simplement quelques mots de la nymphomanie et de la paraplégie dite utérine.

La nymphomanie a-t-elle son siége primitif dans l'encéphale, à l'exemple des différentes formes de folie dont on la rapproche, ou doit-on la considérer, avec Pinel, comme une névrose génitale de la femme? Nous ne saurions ici aborder cette question doctrinale. Ce que tout le monde admet, d'ailleurs, quelque opinion que l'on professe, c'est que la nymphomanie coïncide souvent avec une affection des organes génitaux. Cela justifie la place que nous donnons ici à cette névrose, et va nous permettre de rapporter une observation qui montre les bons effets des eaux de Néris dans le traitement des affections utérines et de la nymphomanie qui peut les compliquer.

## Observation XXV.

ARTHRITIS ANCIENNE; MÉTRITE AVEC ULCERATION DU COL; NYMPHOMANIE. — NOTABLE AMÉLIORATION.

M^me X..., 60 ans, d'une constitution débilitée, n'a jamais joui d'une bonne santé. Une consultation, signée de l'un de nos maîtres dans les hôpitaux de Paris et datée de 1858, porte les renseignements suivants :

« Trois ordres de lésions morbides : 1° Une constitution détériorée, chez une femme de 43 ans, par un état valétudinaire qui remonte jusqu'à l'âge de la puberté, par des maladies graves où les organes thoraciques et abdominaux ont été lésés, par des fausses couches et plus encore peut-être par une continuité de douleurs morales. L'altération de la constitution ne se montre pas seulement chez M^me X... par son aspect extérieur, par la débilité de la constitution pour son âge, elle s'est aussi manifestée, à différentes fois, par des érythèmes papuleux, furonculeux, echthymateux, qui se sont reproduits parfois après des applications épispastiques, d'autres fois sans cause extérieure ; par une mobilité nerveuse qui la rend accessible au plus haut degré à toutes les influences morales. — 2° Des accidents thoraciques, manifestés à 26 ans par une fluxion de poitrine, à 30 ans par une pneumonie, il y a cinq mois par une pleuro-pneumonie intense d'où viennent une douleur qui persiste au côté droit, une oppression provoquée par les mouvements étendus de locomotion, de l'enrouement dès qu'elle parle plus longtemps ou avec plus de force qu'à l'ordinaire, une toux rare qui se reproduit surtout le matin. Depuis des années, M^me X... est sujette à contracter des rhumes de poitrine qui sont très-longs et qui la fatiguent beaucoup. L'exploration du thorax fait reconnaitre au côté droit un reste de pleurésie. Le murmure respiratoire est très-dur, mêlé de craquements expiratoires diffus à la fosse suscapulaire droite jusqu'auprès du rachis ; la sonorité y est abaissée. — 3° Les accidents dont M<sup>me</sup> X... est surtout préoccupée consistent en des vomissements qui se reproduisent après l'ingestion de tous les aliments, tantôt immédiatement, tantôt une ou deux heures après le repas. Les aliments, rejetés quelquefois cinq ou six heures après avoir été portés dans l'estomac, sont quelquefois à peine altérés. Les déjections, surtout si les vomissements n'arrivent pas, se font avec des douleurs cardialgiques vives, avec des hoquets, des éructations brûlantes, acides, flatulentes, etc. Tous ces accidents dyspeptiques ne sont point nouveaux pour M<sup>me</sup> X... Ils se sont produits plusieurs fois pendant sa vie. Ils ont été surtout très-prononcés sous la forme de vomissements opiniàtres à l'âge de la puberté. L'état morbide actuel des organes digestifs s'est aggravé par l'effet de violents chagrins et de vives préoccupations morales. Il rend encore la malade plus accessible aux impressions affectives qui déterminent parfois chez elle des spasmes thoraciques suffocants très-passagers. L'exploration des organes abdominaux ne fait reconnaître aucune lésion appréciable ; le foie n'est pas même augmenté de volume. »

Depuis l'époque où a été rédigée cette consultation que, malgré son étendue, il nous a paru intéressant de reproduire, M<sup>me</sup> X... a souffert, à différentes reprises, d'accidents dyspeptiques, d'accès de goutte et de douleurs musculaires erratiques. Il y a deux ans, ses règles ayant cessé depuis plusieurs années, elle a été prise de pertes abondantes, aqueuses, quelquefois mélangées à du sang. En même temps sont survenus des désirs érotiques qui la portent à des pratiques effrénées d'onanisme. Elle ne recherche pas l'approche des hommes ; elle a conscience qu'à son âge cela lui est impossible, et elle a assez de force sur elle-même pour bannir cette pensée ; mais elle ne s'en livre qu'avec plus de fureur aux plaisirs solitaires. C'est surtout la nuit qu'elle éprouve des besoins irrésistibles, et elle les satisfait jusqu'à ce qu'elle soit épuisée. Cet état d'éréthisme alterne avec des moments d'affaissement moral et physique. La malade éprouve alors dans la tête une sensation de poids, de constriction qui l'anéantit et la rend comme hébétée. Dans ces moments, elle n'a pas de désirs. Elle avoue d'ailleurs que la satisfaction de ces désirs ne lui procure jamais de vives jouissances ; elle ne peut y résister, mais elle n'y trouve pas de volupté, ce qui ne l'empêche pas de ne s'arrêter qu'à épuisement des forces. Il va sans dire que, sous cette influence, l'état général s'aggrave et les accidents dyspeptiques redoublent.

M^me X... ne nous a pas fait de premier abord ses confidences sur les symptômes qui précèdent. Elle s'est présentée à nous, se disant goutteuse, munie d'une lettre dans laquelle un honorable et savant confrère, en nous la recommandant, avait porté comme diagnostic : « Névrose ancienne, arthritis, hyperesthésie vulvaire. » Nous n'avons compris que plus tard le sens discret des mots : « Névrose ancienne et hyperesthésie vulvaire. »

En passant à Paris, pour se rendre à Néris, M^me X... est devenue plus souffrante et a dû garder le lit pendant une quinzaine de jours. Elle a reçu les soins d'un confrère distingué, qu'elle n'a pas mis au courant des désordres qu'elle éprouve du côté du sens génital, et qui n'a vu, dans son état, que l'expression de troubles gastro-intestinaux, avec prédominance de l'élément nerveux.

Quand nous voyons M^me X... pour la première fois, 29 juillet, elle est très-affaiblie. Elle vomit en grande partie ce qu'elle prend, et elle souffre beaucoup de l'estomac quand elle ne rend pas. Douleurs à l'épigastre, aux reins, à la partie supérieure et droite du dos. Céphalalgie intense. L'examen des parties génitales révèle : une vulve flasque qui n'est le siége d'aucune éruption, d'aucune sensibilité anormale ; une leucorrhée vaginale assez abondante ; un col utérin volumineux, mobile, peu douloureux, siége d'une ulcération assez étendue, saignant par le frottement avec un tampon de ouate, et pénétrant dans la cavité cervicale, dont l'orifice externe, resté ouvert, donne issue à un liquide albumineux. Nous pensons que cet état de l'utérus n'est pas étranger, sinon à la manifestation première, du moins à l'entretien des troubles digestifs et des symptômes généraux observés, et nous prescrivons : bains d'une demi-heure à une heure à 35 degrés ; douches internes à 32 degrés ; douches externes à 37 degrés et à faible pression sur l'abdomen, l'épigastre, le dos ; compresses froides en permanence sur la tête pendant la durée des bains. Tous les neuf ou dix jours, badigeonnage du col utérin avec de la teinture d'iode. Podophyllin contre la constipation. M^me X... arrivait avec une véritable cargaison de fioles contenant des médicaments de toutes sortes : nous les lui faisons tous jeter

1^er août. Traitement bien supporté. La tête va mieux. Les vomissement sont arrêtés.

5 août. Leucorrhée moins abondante. L'ulcération du col a diminué d'étendue. Un peu de fatigue générale, de céphalalgie, quelques douleurs dans le ventre.

11 août. Amélioration croissante de l'état local de l'utérus et de l'état général. Digestions encore un peu lentes, laborieuses, mais faciles com-

parativement à ce qu'elles étaient précédemment. Forces en grande partie revenues ; M^me X... peut faire à pied d'assez longues promenades. Cette amélioration l'encourage à nous faire ses confidences, et elle nous parle pour la première fois de ses désirs génésiques et de ses habitudes d'onanisme. Elle nous montre une lettre, qu'elle n'avait pas encore osé nous communiquer, signée d'un savant confrère qui la soigne spécialement pour son affection de matrice et a plusieurs fois cautérisé le col avec le crayon de nitrate d'argent : « Cette dame qui a passé l'âge critique, écrit notre confrère, est goutteuse. Elle se trouve actuellement sous l'influence d'une nymphomanie qui lui fait passer les nuits dans un onanisme effréné ; elle est lassée, mais jamais satisfaite. Regardant cette affection comme tenant à un état herpétique du col utérin, je crois que vos eaux lui seront favorables. » Notre confrère ne s'est pas trompé dans cette prévision. La malade, en effet, passe des nuits beaucoup plus calmes. Elle n'a presque plus de désirs, et, quand elle en a, elle peut mieux résister au besoin de les satisfaire. Ceci explique certainement l'amélioration de l'état général. Nous ne changeons rien au traitement ; nous augmentons simplement la durée des bains.

17 août. L'ulcération du col a pâli, est devenu légèrement granuleuse et s'est considérablement rétrécie. Presque plus de pertes blanches ; les pertes rouges ont complétement disparu.

10-19 août. Fatigue générale, malaise, céphalalgie. Purgation au citrate de magnésie.

22 août. L'état de malaise a disparu, mais la malade, qui a pris aujourd'hui son dernier bain, craint d'entrer dans une période habituelle de céphalalgie, avec affaissement physique et moral, période qui ne dure pas moins de trois à six mois. Pendant ce temps, toutes les autres douleurs cessent, ainsi que les désirs génésiques. Cette phase de prostration n'en est pas moins pénible pour la malade, et elle préfère, dit-elle, supporter des souffrances, même aiguës. Elle traverse en général trois périodes qui se succèdent et forment comme une sorte de cercle pathologique : 1° période de prostration, la plus pénible de toutes ; 2° période de troubles digestifs et de douleurs erratiques ; 3° période d'excitation génésique. Sous l'influence de cette excitation, dit la malade, il lui semble qu'elle reprend de l'activité, de la verdeur, de la jeunesse. Les désirs sont d'autant plus intenses qu'elle va mieux.

Le résultat produit par le traitement hydro-minéral ressortira mieux de ce complément de renseignements. Voici, en effet, l'état actuel de la malade :

M^me X... n'a plus eu de vomissements depuis son arrivée à Néris. Les fonctions digestives se sont considérablement améliorées ; les douleurs erratiques ont à peu près disparu ; malgré la cause d'affaiblissement due à l'action de bains prolongés, les forces sont en partie revenues. Or, malgré cet amendement dans la seconde phase, c'est-à-dire celle des troubles digestifs et des douleurs erratiques, l'excitation génésique, au lieu d'augmenter, a diminué. Cela tient, sans aucun doute, à l'amélioration locale survenue dans l'état de l'appareil génital. En effet, comme nous l'avons dit plus haut, les pertes blanches ont considérablement diminué, et l'ulcération du col est en bonne voie de cicatrisation. La céphalalgie seule a été moins heureusement modifiée, ce qui fait craindre à la malade d'entrer dans la période de prostration. Ce n'est encore qu'à l'état de menace, et il est permis d'expérer que l'amélioration obtenue, qui a déjà agi favorablement sur les symptômes propres aux deux autres périodes, ne restera pas sans influence sur la troisième (1).

La paraplégie dite utérine, niée par Aran, est admise aujourd'hui par la plupart des gynécologistes, surtout depuis les travaux publiés sur ce sujet par M. Nonat et ses élèves. M. Brown-Séquard, qui a eu occasion d'observer aussi des paraplégies liées à une affection utérine, les explique par une action réflexe sur la moelle dont cette affection serait le point de départ. M. Desnos, dans un intéressant travail sur le *Traitement des maladies des femmes par les eaux minérales*, fait observer avec raison que, sans nier la réalité de ces paraplégies réflexes, on doit néanmoins les considérer comme rares. Dans la plupart de ces cas, l'hystérie sert en quelque sorte d'intermédiaire entre la lésion génitale et la paraplégie. Développée, en effet, sous l'influence de l'affection utérine et, probablement aussi, d'une prédisposition générale, la névrose se manifeste par différents phénomènes, parmi lesquels, comme chacun le sait, figurent les paralysies, entre autres les paraplégies. Dans d'au-

---

(1) D'après des nouvelles récentes de la malade, cet espoir ne se serait pas réalisé, et la période de prostration a duré près de cinq mois. Mais la période d'excitation qui a suivi a été considérablement atténuée ; elle a été plus courte que précédemment et les désirs plus faciles à réprimer. Il est bon d'ajouter que, sous l'influence des badigeonnages iodés que nous avions institués, et que le médecin de la malade a continués pendant un mois ou deux, l'ulcération du col utérin a marché rapidement vers la cicatrisation. Il paraîtrait que, depuis la période d'excitation, elle aurait tendance à se reproduire. Du reste l'état général de la malade est assez satisfaisant.

tres cas on peut s'expliquer la paralysie des membres inférieurs par la compression, dans le bassin, des nerfs lombo-sacrés, due à l'engorgement des organes génitaux internes, à des phlegmasies pelviennes, etc. Il ressort de là que, suivant la juste remarque de M. Desnos, les paraplégies utérines doivent être séparées en deux groupes : 1° paraplégies par compression nerveuse; 2° paraplégies hystériques.

Le traitement des paraplégies du premier groupe se confond nécessairement avec celui de la maladie qui est la cause de la compression nerveuse.

Les paraplégies hystériques relèvent surtout des eaux indéterminées, parmi lesquelles celles de Néris occupent le premier rang.

### § 2. — Maladies inflammatoires.

On peut dire que, cliniquement, toutes les maladies inflammatoires de l'appareil génital de la femme gravitent autour de la métrite. C'est surtout vrai au point de vue de la clinique thermo-minérale, et nous sommes heureux de nous trouver, sous ce rapport, en parfaite communion d'idée avec M. Desnos. « La métrite, dit ce savant confrère dans le travail cité plus haut, occupe le premier rang parmi les maladies des femmes justiciables du traitement thermal. On peut dire qu'elles les absorbe, pour ainsi parler, de telle sorte que les considérations qui se rattachent à la métrite soit simple, soit compliquée d'autres lésions, de la coexistence de diathèses, ou de certaines prédominances symptomatiques, pourraient, avec quelques nuances, s'appliquer aux inflammations des autres organes de la génération contenus dans le petit bassin. »

Nous élargirons encore le cadre proposé par notre confrère, et, sans vouloir néanmoins faire à la métrite une part aussi large que celle que lui accorde M. Henry Bennett, sans vouloir surtout aborder aucune discussion doctrinale ou anatomo-pathologique, nous n'étendrons pas seulement aux phlegmasies du petit bassin ce que nous dirons de la métrite, mais encore à d'autres affections que l'on décrit d'habitude isolément et qui s'accompagnent ou se compliquent fréquemment de métrite, quand elles ne se confondent pas avec elle; nous citerons plus particulièrement la congestion, l'engorgement, l'hypertrophie de l'utérus, les éruptions, les ulcérations du col, la leucorrhée, la dysménorrhée membraneuse, etc.

Le premier point qu'il faut prendre en considération, quand il s'agit de prescrire un traitement thermo-minéral à une femme atteinte de métrite, c'est la période d'évolution de la maladie. Il va sans dire que, tant que subsistent à un certain degré les symptômes aigus, tout traitement de ce genre est contre-indiqué. Mais quand ces symptômes sont apaisés, et avant même qu'ils aient complétement disparu, on peut employer utilement les eaux indéterminées, en particulier celles de Néris. Telle est la pratique de bon nombre de gynécologues, entre autres de M. Gallard : « En général, dit-il dans ses *Leçons cliniques sur les maladies des femmes*, je conseille les eaux chaudes non minéralisées, que l'on pourrait appeler eaux médicinales naturelles amétallites, comme celles d'Evaux, Néris. Plombières, Bains, Luxeuil, Dax, Ussat, etc., lorsque les phénomènes inflammatoires sont encore très-accusés, et lorsque la réaction fébrile, persistant, paraît surtout devoir prendre une nouvelle intensité à de certains moments, principalement au retour des époques menstruelles. »

Il est certain qu'à cette période de la métrite, les eaux fortement minéralisées, sulfurées, chlorurées ou bicarbonatées, auraient le plus souvent pour effet de ramener les accidents aigus et même de provoquer des complications. Il faut aussi parfois une grande prudence pour s'en préserver complétement dans les stations d'eaux minérales indéterminées et cela nous conduit à dire quelques mots des moyens balnéothérapiques employés à Néris dans le traitement des affections utérines.

Ces moyens consistent en bains généraux, douches extérieures, douches internes, irrigations vaginales et bains locaux.

Les bains généraux sont tempérés et leur durée varie suivant les cas; elle doit être plus prolongée dans ceux où prédomine l'élément névropathique.

Les douches extérieures, tempérées, et généralement à faible pression, sont dirigées sur l'hypogastre, les lombes, et sur tous les points qui sont le siége de douleurs névralgiques. Convenablement administrées, elles ont une action sédative qui les fait rechercher des malades.

Les douches internes ou vaginales réclament les plus grands ménagements et sont souvent mal supportées. Pour peu qu'il existe encore des symptômes subaigus, surtout avec tendance congestive, elles doivent être proscrites. Mais, par contre, quand elles peuvent être employées sans crainte, elles favorisent considérablement la résolution des engorgements utérins et la cicatrisation des ulcérations du col.

Quand les douches sont mal tolérées, nous les remplaçons par des irrigations vaginales faites très-doucement avec l'eau du bain, au moyen d'un petit appareil en caoutchouc représentant une pompe aspirante et foulante. La malade règle elle-même, suivant les sensations qu'elle éprouve, la force d'impulsion, la rapidité et la durée de l'irrigation.

On rencontre des malades dont l'utérus est tellement sensible et irritable que ces irrigations, prises avec les plus grandes précautions possibles, n'en réveillent pas moins soit des congestions intenses, soit de vives douleurs et ne peuvent être tolérées. Nous nous bornons, en pareil cas, à faire participer le vagin et le col de l'utérus au bain général, en introduisant dans les parties une canule suffisamment grosse et percée de trous, qui déplisse les parois vaginales, les tient écartées, et permet à l'eau du bain un accès facile jusqu'au col et dans les culs-de-sac du vagin. Ce sont, comme on le voit, de véritables bains locaux joints aux bains généraux. Ils contribuent à modifier favorablement l'état de la muqueuse génitale et les sécrétions dont elle est le siége.

Nous ne citons que pour mémoire les douches rectales dont nous prescrivons un usage très-modéré, préférant combattre la constipation habituelle des femmes soit par de simples lavements, soit par de petites prises de poudre de belladone ou par des pilules de podophyllin.

Nous sommes aussi très-sobre de cautérisations ou badigeonnages pratiqués sur le col. Nous n'employons guère, comme modificateurs locaux, que la teinture d'iode et l'hydrate de chloral, et nous n'y recourons, pour favoriser l'action résolutive et cicatrisante des eaux, que lorsque l'indication est bien nette, et que le peu de sensibilité du col nous permet d'associer l'effet de ces modificateurs à celui des douches ou des irrigations vaginales.

En combinant et en modifiant ainsi, suivant les circonstances, les différents moyens balnéothérapiques qui précèdent, on obtient tous les degrés de l'action sédative et de l'action résolutive des eaux de Néris, et, pourvu qu'on agisse avec prudence, on évite les accidents signalés plus haut dans le traitement thermo-minéral de la métrite subaiguë, ou, si l'on aime mieux, de la métrite parvenue à la première période de la chronicité. Notons qu'à cette période on n'a pas encore à se préoccuper de l'état constitutionnel ou diathésique dont peut dépendre l'affection utérine; il ne faut pas oublier, en effet, que les eaux minérales convenant à la diathèse ne feraient qu'exciter et aggraver la maladie locale ; la première indication est donc d'apaiser, d'améliorer celle-ci.

Plus tard, on a à tenir compte des trois éléments que nous avons rappelés au commencement de ce chapitre, et qui sont autant de sources d'indications : l'élément diathésique, l'élément fluxionnaire ou congestif et l'élément nerveux.

Disons d'abord que les eaux de Néris s'attaquent moins à l'état diathésique ou constitutionnel qu'à la maladie locale. Lors donc que la métrite est dominée par un état diathésique, on fait choix d'une autre station thermale appropriée à la diathèse que l'on a à combattre.

La métrite à forme congestive réclame les plus grandes précautions dans l'emploi des eaux de Néris, surtout dans l'administration des douches; l'observation suivante en offre un exemple intéressant.

## Observation XXVI.

MÉTRITE CHRONIQUE A FORME CONGESTIVE; LÉGÈRE ANTÉVERSION; STÉRILITÉ; ACCIDENTS HYSTÉRIFORMES. — AMÉLIORATION.

M$^{me}$ X..., 30 ans, grande et forte, a été réglée à 11 ans. Menstruation peu abondante, irrégulière, se suspendant parfois pendant plusieurs mois, sang toujours pâle. Pertes blanches. Mariée à 23 ans, M$^{me}$ X... n'a vu survenir aucune modification dans l'irrégularité de ses règles. Du reste pas d'enfant ni de fausse couche. Il y a huit ans, à la suite d'un malheur de famille, accidents nerveux hystériformes. Tristesse sans motif, pleurs, boule hystérique. Accès convulsifs très-rares. Impossibilité d'aller en voiture sans avoir consécutivement de l'oppression, des nausées et des vomissements. Marche pénible. Douleur dans la fosse iliaque gauche s'irradiant vers la crête iliaque, constipation opiniâtre. Il y a deux ans, fissure à l'anus traitée par la dilatation.

M$^{me}$ X... a été soignée aussi pour son affection de matrice. On l'a cautérisée plusieurs fois avec le crayon de nitrate d'argent et même au fer rouge. Elle a fait l'an passé, à Néris, une saison dont elle s'est assez bien trouvée. Cependant, quand elle a quitté cette station, elle se sentait très-fatiguée et, en arrivant à Vichy, où elle comptait passer quelques jours, elle a été prise d'une attaque d'hystérie, la plus forte qu'elle ait jamais eue. Puis, consécutivement à des cautérisations, peut-être trop répétées du col, elle a eu une forte congestion de l'ovaire avec menace sérieuse de pelvi-péritonite. Le tout s'est calmé néanmoins, et une véritable amélioration est survenue. Ainsi la malade peut monter en voiture et se promener sans trop éprouver de douleurs; cependant le point ovarien et la névralgie lombo-abdominale persistent encore à un certain degré.

M$^{me}$ X... vient faire une seconde saison à Néris. Elle commence d'elle-même le traitement qu'elle avait suivi l'an dernier à savoir : le matin, douche écossaise; le soir, bain d'une heure à 33 degrés et irrigation vaginale à 28 degrés. La canule dont elle se sert offre des trous percés obliquement d'avant en arrière de telle sorte que les filets d'eau auxquels ces trous livrent passage convergent à la partie postérieure et constituent ainsi une véritable douche dirigée sur le col. M$^{me}$ X... ne tarde pas à souffrir de ce traitement et, craignant une congestion ovarique semblable à celle qu'elle a eue l'an passé, et dont elle éprouve tous les signes avant-coureurs, douleurs, pesanteur, difficulté de la marche, nausées précédées d'une douleur gastralgique que la douche vaginale réveille toujours, elle se décide à venir nous consulter (12 juin). A l'examen, nous trouvons l'utérus élevé et en légère antéversion ; le col gros, dur, un peu déformé, probablement par suite des cautérisations au fer rouge ; des granulations entourant l'orifice externe ; du catharre utérin. Sensibilité très-grande à la pression sur le col et, à l'hypogastre, au niveau de l'ovaire.

13 juin. Bain de trois quarts d'heure à 35 degrés, précédé d'une irrigation vaginale de dix minutes à 33 degrés. La première canule est remplacée par une seconde dont les trous sont percés perpendiculairement à l'axe. Nous recommandons, en outre, à la malade de ne pas enfoncer l'instrument jusqu'au contact du col.

14-16 juin. On augmente peu à peu la durée du bain. M^me X... supporte très-bien les nouvelles irrigations. Elle se trouve mieux et peut faire, sans difficulté, quelques promenades.

17 juin. Emotion triste, suivie d'un réveil de la douleur dans la région des reins ; apparition d'une légère teinte sanguinolente dans l'écoulement utérin.

19 juin. Col un peu plus rouge ; écoulement plus abondant, granulations plus à vif. Sensibilité d'ailleurs modérée. Badigeonnage à la teinture d'iode. Bain de deux heures. Irrigation vaginale avec la plus faible pression possible. La malade, se sentant mieux le soir, fait une promenade qui excède ses forces (une heure et demie) et rentre très-fatiguée et souffrante.

20 juin. Courbature générale. Langue saburrale. Sensation de chaleur intérieure dans le ventre. Sensibilité très-grande développée surtout au nombril et dans les deux fosses iliaques. Quelques frissons. Inappétence, tristesse, abattement, repos au lit, cataplasmes laudanisés.

21 juin. Mêmes symptômes. Etat saburral plus prononcé. Eau de Pullna.

22 juin. Amélioration. Ventre encore douloureux. Bain, liniment calmant, repos.

23 juin. L'amélioration fait des progrès, mais la sensibilité des organes génitaux persiste ; M^me X... ne peut supporter dans le vagin la simple présence d'une canule destinée à faciliter l'accès de l'eau du bain jusqu'au col de l'utérus.

26 juin. Amélioration croissante. On fait précéder le bain de l'administration d'une douche abdominale à 36 degrés, de quatre minutes de durée, à bout touchant et à très-faible pression. Cette douche est bien supportée.

28 juin. M^me X... fait 14 kilomètres en voiture. Elle éprouve quel-

ques nausées qui disparaissent bientôt. Cependant un peu de fatigue le soir.

30 juin. La fatigue et la sensibilité abdominale, qui en a été la conséquence, ont diminué.

2 juillet. Grande amélioration. M^me X... peut faire des promenades sans fatigue. Encore un peu de sensibilité, dont la persistance s'explique par l'approche des règles.

4 juillet. M^me X... quitte Néris dans de bonnes conditions. Les symptômes précurseurs de l'époque menstruelle, qu'elle éprouve en ce moment, sont beaucoup moins pénibles qu'à l'ordinaire.

Quand la tendance fluxionnaire, dans la métrite, est plus accentuée, ce n'est plus à de simples congestions qu'on peut avoir à se heurter, mais à de véritables hémorrhagies. En pareil cas, les eaux de Néris, comme toutes les eaux minérales, sont formellement contre-indiquées.

Nous n'avons plus à faire ressortir les avantages de l'action sédative des eaux de Néris dans le traitement de la métrite à forme nerveuse ou névropathique. Nous n'avons qu'à renvoyer le lecteur à l'observation VII.

Il est des cas de métrite simple où aucun des éléments que nous venons de passer en revue n'est manifestement prédominant et où par conséquent la maladie locale constitue par elle-même la principale source d'indications. Dans ces cas l'action des eaux de Néris est des plus favorables; voici un fait qui le démontre.

## Observation XXVII.

MÉTRITE DATANT DE DIX-HUIT MOIS; CONVALESCENCE D'UNE ATTAQUE DE RHUMATISME ARTICULAIRE AIGU; NÉVRALGIES. — AMÉLIORATION RAPIDE ET CROISSANTE, TENDANT VERS UNE GUÉRISON PROCHAINE.

M^me X..., 24 ans, est d'une constitution délicate. Elle a fait il y a dix-huit mois une fausse couche, à la suite de laquelle elle a été atteinte d'une métro-ovarite qui l'a tenue au lit pendant dix mois.

Longtemps après le moment où elle a pu se lever, elle a dû se faire porter pour monter ou descendre les escaliers. Elle ne peut encore entreprendre la plus petite promenade. Un récent malheur de famille a contribué à la maintenir dans cet état de faiblesse et de souffrance. A la fin de juin, elle a été prise d'un rhumatisme articulaire aigu polyarticulaire. On l'envoie terminer sa convalescence à Néris, où elle arrive le 20 août.

A notre première visite, nous la trouvons affaiblie. Les poignets sont encore un peu douloureux. Rien du côté du cœur. Douleur et sensation de pesanteur au périnée pendant la marche. La malade ne peut faire deux cents pas sans être fatiguée. Un peu de sensibilité dans le bas-ventre, surtout à droite. Elancements névralgiques au-dessous du sein gauche. — Bains à 35°; douches sédatives sur les articulations et les points douloureux.

24 août. Traitement bien supporté. Mais névralgie intercostale intense, amenant des lipothymies. Vésicatoire ammoniacal morphiné sur le point douloureux.

25 août. La névralgie a quitté les espaces intercostaux et s'est reportée dans la paroi abdominale, au niveau d'une ligne courbe intermédiaire entre le pubis et l'ombilic. Une séance d'une minute à peine de faradisation fait disparaître la nouvelle douleur.

29 août. Notable amélioration. Les articulations ne sont plus douloureuses et ont plus de souplesse. Les douleurs névralgiques ne se sont plus manifestées que par des éclairs rapides et tout à fait passagers. La malade se sent aussi plus légère à la marche. Elle n'éprouve plus, ou éprouve beaucoup moins la sensation douloureuse de pesanteur dont elle se plaignait. Le côté droit du bas-ventre est aussi moins sensible. Cette amélioration dans l'état de l'appareil génital engage la malade à se faire examiner, dans l'espoir qu'un traitement dirigé en meilleure connaissance de cause conduira à un résultat plus certain et plus complet. Nous trouvons le col légèrement engorgé, un peu mou, d'un rouge foncé (rouge vineux). Le museau de tanche est le siége d'une ulcération de l'étendue d'une pièce d'un franc et paraissant se continuer dans la cavité cervicale d'où s'écoule un liquide clair, filant, albumineux. En portant le doigt dans le cul-de-sac postérieur et en cherchant à faire basculer l'utérus légèrement antéfléchi, on éveille une certaine douleur. Si l'on combine le palper abdominal au toucher, on ne constate rien de particulier dans la région ovarienne. Le toucher rectal ne révèle non plus rien d'anormal dans les annexes de l'utérus. En raison des antécédents de la malade, nous bornons le traitement local à des irrigations faites pendant le bain et avec l'eau du bain, au moyen d'un petit appareil en caoutchouc faisant l'office de pompe aspirante et foulante.

Nous recommandons à la malade d'exercer la pression la plus douce, de telle sorte que l'irrigation constitue un véritable bain local.

12 septembre. L'amélioration a progressé, malgré de vives préoccupations et souffrances morales causées par un nouveau malheur de famille. Retour des règles. Maux de tête à forme névralgique. Pilules de Méglin non tolérées.

13 septembre. Réapparition de la névralgie intercostale. Application d'un vésicatoire ammoniacal morphiné, qui est suivi du même succès que la première fois.

16 septembre. — Reprise du traitement thermal, y compris les irrigations vaginales.

22 septembre. Nous examinons M<sup>me</sup> X... avant son départ de Néris. Le col est moins tuméfié, moins rouge. L'ulcération a diminué d'étendue ; elle est limitée par des bords en voie manifeste de cicatrisation. L'utérus est moins sensible à la pression. Toujours rien à noter du côté des ovaires et des ligaments larges. Les douleurs névralgiques n'ont pas reparu. M<sup>me</sup> X... fait d'assez longues promenades sans se fatiguer. Elle quitte Néris très-heureuse de la cure qu'elle y a trouvée tant pour l'affection utérine que pour le rhumatisme articulaire.

Jusqu'à présent nous n'avons envisagé que la métrite primitive ou protopathique. Quand la métrite est secondaire et vient compliquer une autre affection de l'utérus, les déplacements, les déviations, par exemple, les eaux de Néris sont utiles en modifiant heureusement l'élément phlegmasique et les phénomènes qui en dépendent. Quant à leur action sur la maladie primitive, nous avons déjà dit qu'elle est nulle.

A la suite d'opérations pratiquées sur l'utérus, pour des affections compliquées ou non de métrite, il reste un état de souffrance local dont l'amélioration est considérablement hâtée par les eaux de Néris. Et, chose importante à noter, si la maladie qui a nécessité l'intervention chirurgicale, provoquait des hémorrhagies, une fois la cause de ces hémorrhagies enlevée, on n'a pas à craindre leur retour sous l'influence du traitement hydro-minéral. Voici, à ce sujet, une observation qui ne manque pas d'intérêt, bien que la malade ait fait une saison thermale incomplète.

## Observation XXVIII.

FONGOSITÉS POLYPIFORMES DE L'UTÉRUS; ABRASION. — AMÉLIORATION
DE LA MÉTRITE CONSÉCUTIVE PAR LES EAUX DE NÉRIS.

M^me X..., 24 ans, nullipare, d'une constitution primitivement bonne, est en ce moment très-affaiblie et pâlie par les fréquentes hémorrhagies utérines qu'elle a eues, et qui se sont montrées longtemps rebelles à tout traitement. Soupçonnant la présence de fongosités utérines, son médecin appelle un chirurgien en consultation, et nos deux confrères, après s'être assurés du diagnostic, ont tenté l'abrasion des fongosités par la méthode de Récamier. La curette, en effet, a ramené une assez grande quantité de fongosités polypiformes. La perte s'est immédiatement arrêtée, et la malade nous a été adressée à Néris quelques jours après l'opération.

23 août. A l'examen, nous trouvons le col volumineux, mou. L'orifice externe, entr'ouvert, donne issue à un liquide glaireux, épais. Pas de sang. Erosion légère de la muqueuse cervicale au pourtour de l'orifice. Mobilité de l'utérus. Sensibilité modérée, plus marquée dans la fosse iliaque gauche. Douleur vers les reins, sensation de pesanteur au périné; prompte fatigue à la marche. Nous prescrivons des bains de une heure à 35 degrés, et des irrigations avec l'eau du bain, faites très-doucement au moyen de la pompe aspirante et foulante en caoutchouc.

29 août. Embarras gastrique fébrile. —Ipéca, lavements, cataplasmes, suspension du traitement thermal.

2 septembre. Reprise du traitement thermal, suspendu bientôt de nouveau par le retour des règles.

7 septembre. Les règles ont cessé depuis deux jours. Elles sont venues à l'époque voulue et, en quantité comme en qualité, se sont montrées normales. Reprise des bains et des irrigations.

11 septembre. Nous touchons à la fin de la saison, et la jeune malade ne résiste pas au désir de suivre ceux qui partent. Elle quitte donc Néris après un traitement incomplet. Elle n'en a pas moins éprouvé une amélioration marquée. Ainsi le col, toujours un peu volumineux et mou, est moins sensible ; les pertes blanches ont diminué ; la malade se fatigue aussi un peu moins vite en marchant. Mais ce qui doit ici surtout attirer l'attention, c'est le retour naturel des règles et l'absence complète de tout phénomène hémorrhagique ou même congestif sous l'influence du traitement thermal.

Pour résumer en quelques mots les développements qui précèdent sur les indications des eaux de Néris dans le traitement de la métrite chronique, et par suite des autres phlegmasies ou affections génitales que nous en avons rapprochées, nous dirons que ces eaux conviennent : 1° A la plupart des cas de métrite, à la période terminale des accidents aigus; 2° aux métrites simples, sans forme ou sans complication prédominante ; 3° aux métrites à forme nerveuse ou névropathique ; 4° aux métrites secondaires, accompagnant et compliquant d'autres affections génitales, quand les phénomènes inflammatoires dominent ceux de la maladie primitive, et que celle-ci ne contre-indique pas l'emploi des eaux minérales.

On voit combien les eaux de Néris répondent à des indications multiples en ce qui concerne la métrite chronique. Pour ne pas être accusé de partialité dans ce jugement, nous reproduirons le passage suivant emprunté aux leçons de M. Durand-Fardel sur les eaux minérales :

« C'est près des eaux indéterminées, dit ce savant confrère, et des eaux à base calcique, telles que Néris, etc., que la métrite chronique rencontre les applications les plus étendues et les plus précieuses..... Leur action sédative, loin d'exposer à l'exaspération de l'état congestif, inflammatoire ou névrosique de l'appareil utérin, l'atténue, le calme, tandis qu'elles exercent encore sur l'ensemble de l'organisme une action reconstituante dont un des avantages est de rendre ultérieurement, aux agents de la thérapeutique ordinaire, une efficacité que l'ancienneté de la maladie et la langueur du système leur avaient retirée. »

### § 3. — **Troubles fonctionnels**.

Nous serons très-bref sur ce qui est relatif aux troubles fonctionnels. Le plus souvent, pour ne pas dire presque toujours, ils sont symptomatiques soit d'une affection génitale, soit d'un état général ou constitutionnel, et dès lors c'est à la maladie primitive qu'il faut s'attaquer. C'est surtout à l'époque de la puberté et à celle de la ménopause qu'on observe des troubles menstruels véritablement idiopathiques, et devenant ainsi la cause première d'accidents plus ou moins sérieux. Ici encore il y a à tenir compte des trois éléments qui nous ont occupé plus haut. Ainsi l'élément diathésique ou constitutionnel domine le plus souvent dans l'aménorrhée ; aussi, dans le traitement de cette altération fonctionnelle, les eaux de Néris doivent céder le pas aux eaux fortement minéralisées (sulfurées, chlorurées, etc.).

La dysménorrhée se présente sous deux formes, une forme nerveuse et une forme congestive. La première relève spécialement des eaux de Néris, qu'elle soit d'ailleurs idiopathique ou symptomatique. On a vu, chez la malade qui fait le sujet de l'obs. XVI, la dysménorrhée considérablement améliorée en même temps que les autres phénomènes névropathiques qui étaient sous la dépendance de la chlorose.

La dysménorrhée à forme congestive contre-indique les eaux de Néris. Il en est de même, *à fortiori*, de la ménorrhagie et de la métrorrhagie.

---

## IV. — DERMATOSES.

Pour les dermatoses, plus peut-être que pour les autres classes de maladies, le thérapeutiste a à se préoccuper de deux grandes indications tirées, l'une, de l'état général, constitutionnel ou diathésique, l'autre, de la modalité, de la forme anatomique, de l'évolution et du siége des manifestations locales. Le plus souvent, la première indication prime la seconde; aussi choisit-on généralement, parmi les eaux minérales, celles qui contiennent, au nombre de leurs principes minéralisateurs, des substances dont l'expérience clinique a démontré l'action plus ou moins spéciale ou spécifique dans le cas observé. C'est ainsi que, d'après l'école de M. Bazin, les eaux sulfurées sont plus spécialement prescrites contre les scrofulides, les eaux chlorurées et bromo-iodurées contre les syphilides, les eaux alcalines (bicarbonatées sodiques) contre les arthritides, les eaux arsenicales contre les herpétides. A ce point de vue, une place bien restreinte serait réservée aux eaux faiblement minéralisées, comme celles de Néris. Cependant, en admettant même cette manière de voir un peu exclusive, il est facile de se convaincre qu'elles sont parfois nettement indiquées. On comprend, par exemple, que dans les cas, moins rares qu'on ne pense, où l'état constitutionnel se complique d'un élément nerveux ou névropathique très-accentué, qui rend le malade extrêmement irritable et réagit ainsi sur les manifestations de la diathèse, on comprend, disons-nous, que l'usage des eaux à forte minéralisation, en augmentant l'excitation générale et en exagérant la réaction névropathique consécutive, donne un trop vigoureux coup de fouet à la maladie et puisse ainsi présenter de graves inconvénients. Dans de telles conditions, la première indication est de calmer l'élément nerveux ou névropathique, et c'est aux eaux indéterminées qu'on doit s'adresser. Cette conduite est d'autant plus rationnelle que, dans les cas dont il s'agit, les manifestations cutanées de la diathèse coïncident le plus souvent ou alternent avec d'autres manifestations périphériques ou viscérales, de nature névropathique, qui relèvent directement de ces mêmes eaux indéterminées. Voici un fait qui vient à l'appui de ces quelques réflexions.

## Observation XXIX.

ECZÉMA CHRONIQUE; DOULEURS VÉSICALES ET RECTALES TRÈS-VIVES; GRAND AFFAISSEMENT. — AMÉLIORATION NOTABLE.

M$^{me}$ X..., 53 ans, a cessé depuis dix ans d'être réglée. Elle a eu deux enfants, et elle a fait, il y a vingt ans, une cure à Néris, pour une métro-ovarite consécutive à sa deuxième couche. La diathèse herpétique s'est manifestée chez elle, pour la première fois, à l'âge de 18 ans, par un eczéma des oreilles qui s'est montré très-rebelle. Depuis cette époque, M$^{me}$ X... a présenté, à peu près constamment, quelque manifestation de cette diathèse. L'eczéma a parcouru à peu près tous les points du corps, notamment le cou, la poitrine, le ventre. Actuellement il a pour siége la paume des mains, la langue et le cou. Les viscères participent aux manifestations diathésiques : douleurs parfois très-vives du côté de la vessie et du rectum, essoufflement facile, palpitations, etc. — Pendant quatre ou cinq ans la malade a fait avec profit une saison aux eaux de Luchon ; mais, l'an dernier, ces eaux ont eu pour effet de donner comme un coup de fouet à la maladie. Il est survenu à l'index de la main droite un tubercule cutané qui s'est fendillé, crevassé, envenimé, et a été le point de départ d'une lymphangite de tout le bras, avec adénite axillaire et sous-pectorale, le tout accompagné d'une fièvre revenant par accès et d'un affaiblissement considérable. Actuellement ce tubercule est cicatrisé. M<sup>me</sup> X... porte, au-dessus du sein droit, la cicatrice d'un semblable tubercule, et, en un point à peu près symétrique, au-dessus du sein gauche, un autre tubercule encore saillant. Les accès douloureux du côté de la vessie et du rectum reviennent de temps en temps. Ils sont parfois remplacés par des accès de fièvre intermittente qui cèdent à de faibles doses de sulfate de quinine. Sous l'influence de cet état morbide, et aussi de causes morales qui sont venues s'y joindre, M<sup>me</sup> X... a perdu en partie l'appétit, le sommeil, les forces. Au moment où elle arrive à Néris, 24 juin, elle est très-affaiblie. Elle conserve encore, de la lymphangite et de l'adénite dont il a été parlé plus haut, un léger empâtement à la région axillaire et sous les muscles pectoraux du côté droit.

24 juin. Nous prescrivons simplement des bains à 35 degrés, en commençant par une demi-heure et augmentant graduellement la durée jusqu'à une heure.

26 juin. Douleur assez vive dans le bras droit. Gonflement des ganglions axillaires. Grande lassitude.

28 juin. Bain de quarante-cinq minutes à 35 degrés. Douche à 36 degrés, à très-faible pression sur le bras et le cou, un peu plus forte sur les mains.

29 juin. Agitation. Persistance de la gêne douloureuse dans le bras. Apparition d'un bouton à la paupière inférieure gauche, au-dessous de l'angle interne de l'œil.

30 juin. M<sup>me</sup> X... éprouve une vive émotion et une grande fatigue par suite de l'arrivée à Néris d'un membre de sa famille, qu'elle avait quitté bien portant et qui, depuis, est tombé malade. Le prétendu bouton de la paupière inférieure est une tumeur lacrymale. M<sup>me</sup> X... nous avoue que son œil pleurait depuis quelque temps, mais elle n'y avait pas fait attention. Depuis son arrivée à Néris, elle a eu une légère blépharite ciliaire avec un peu d'œdème de la paupière inférieure. La dis-

tension du sac lacrymal est venue après. Grande sécheresse des narines. Nous prescrivons des onctions sur les bords de la paupière et la tumeur avec de la pommade au précipité blanc, et des injections dans le nez et dans l'œil avec de l'eau minérale tiède. Le reste *ut supra*.

2 juillet. Nuits meilleures. Bras moins lourd et moins douloureux. Les mains ont plus de souplesse, la malade les ferme mieux et écrit plus facilement. L'œil est moins irrité, l'œdème a disparu, le bord palpébral a son aspect normal. La tumeur s'est ouverte à l'extérieur et vidée par un petit pertuis. — 15 grammes d'huile de ricin. Le reste *ut supra*.

6 juillet. L'état du bras, de l'épaule et de la partie antérieure droite de la poitrine est plus satisfaisant ; moins de douleur et d'empâtement. L'œil va très-bien. Le sac lacrymal fait à peine un léger relief. Plus de trace de blépharite ni d'œdème de la paupière. Continuation de la pommade et des irrigations d'eau minérale dans l'œil et les fosses nasales. Faiblesse un peu plus grande, insomnie, inappétence. Nous prescrivons dans l'après-midi une douche écossaise d'une minute, pour commencer.

11 juillet. La malade a pris tous les jours, le matin un bain et une douche d'eau minérale tempérée, l'après-midi une douche écossaise. Nuits meilleures. Retour progressif de l'appétit et des forces. Cependant sous l'influence de la chaleur et du temps orageux, M$^{me}$ X... éprouve un agacement général, en même temps que sont revenues des douleurs dans le bras, ainsi que du côté de la vessie. Nous conseillons quelques jours de repos ; mais la malade, dont le temps est limité, ne se repose qu'un jour, sans même discontinuer les douches écossaises.

16 juillet. M$^{me}$ X... en quittant Néris est un peu fatiguée par le traitement, qu'elle n'a pas voulu interrompre ; mais son état est considérablement amélioré. Beaucoup plus de souplesse et moins de gêne dans les mains ainsi que dans le bras et l'épaule du côté malade. Appétit meilleur. Nuits calmes. L'œil va très-bien ; la sécrétion lacrymale s'écoule par les voies normales.

Si maintenant on considère la modalité, la forme anatomique, en un mot, la manifestation locale de la dermatose, on voit qu'il est des cas où l'excitation produite par les eaux fortement minéralisées peut aussi dépasser le but, qu'elle ait pour résultat d'exaspérer outre mesure la lésion cutanée ou de produire, comme le fait justement remarquer M. Durand-Fardel, une perturbation inopportune qui expose à des rétrocessions ou à des changements de manifestations toujours dangereux. Dans ces cas encore, caracté-

risés, soit par une période peu avancée et un certain degré d'acuité
de la maladie, soit par l'intensité ou l'étendue de la lésion cutanée,
soit enfin par la modalité même de la dermatose (forme inflammatoire, forme humide), les eaux indéterminées, comme celles de
Néris, doivent être préférées.

Nous ne rappelons ici que pour mémoire les névroses cutanées
qui ont trouvé place ailleurs, hyperesthésie (dermalgie), analgésie,
anesthésie, dont on peut rapprocher certaines formes de prurigo
et l'urticaire.

On voit, par cet aperçu rapide, que les eaux de Néris, comme
toutes les eaux à faible minéralisation, répondent à une foule
d'indications dans le traitement des dermatoses. Tel est aussi l'avis
de M. Durand-Fardel : « C'est surtout, dit-il dans l'ouvrage déjà
cité, parmi les eaux à faible minéralisation ou à minéralisation
indécise, surtout de thermalité moyenne, appartenant aux sulfatées
calciques ou aux eaux indéterminées, que l'on rencontre une médication facilement applicable aux dermatoses. Ici l'on n'a plus à
redouter, soit des exacerbations locales ou diffuses, soit des réac-
tions inopportunes, et l'on voit souvent les scrofulides et les syphilides les mieux déterminées subir de la part de ces balnéations,
dont le caractère est si difficile à définir, des modifications remarquables et définitives. »

Les principaux cas de dermatose que nous avons eu à traiter
l'an dernier, à Néris, sont les suivants : eczéma variant par la forme
(eczéma proprement dit, eczéma impétigineux, eczéma à forme
squameuse, etc.), et par le siége (cuir chevelu, oreilles, cou,
mains, etc.); intertrigo; herpès præputialis; prurigo; urticaire;
acné. Nous en rapprocherons un cas fort intéressant d'echthyma
cachectique, que nous avons vu avec un de nos confrères à l'hôpital. De ces différents cas, les formes humides, sécrétantes, sont
celles qui ont été le plus heureusement modifiées. L'action des
bains et des douches a eu généralement pour résultat la chute des
croûtes, une légère excitation de la surface mise ainsi à nu, une
marche rapide vers la cicatrisation. L'étude clinique de ces faits



7

s'ajoute ainsi aux considérations générales exposées plus haut, pour montrer que les eaux de Néris conviennent plus particulièrement :

1° Au point de vue de l'état général, aux dermatoses qui s'accompagnent ou se compliquent d'un état nerveux ou névropathique ;

2° Au point de vue des manifestations locales de la maladie, aux formes humides ou sécrétantes (eczéma, impetigo, herpès, intertrigo, echthyma, etc.).

---

### V. — AFFECTIONS CHIRURGICALES.

Les affections chirurgicales dont il est question ici sont consécutives à de grands traumatismes ou à des blessures de guerre. Elles se divisent naturellement en deux classes suivant qu'il y a ou qu'il n'y a pas plaie des téguments.

L'action cicatrisante des eaux de Néris sur les plaies est des plus remarquables. Le malade atteint d'echthyma cachectique, dont nous venons de parler, avait, à la chute des croûtes, le corps littéralement couvert d'ulcères. Or, en moins de vingt jours, toutes ces petites plaies étaient cicatrisées. M. de Laurès a eu plusieurs fois l'occasion de traiter par des bains prolongés des ouvriers présentant de vastes brûlures ; il a toujours noté une cicatrisation plus rapide que par tout autre moyen. Cette propriété des eaux de Néris n'est peut-être pas assez connue, et nous nous demandons si, en dehors des plaies résultant de traumatismes ou de blessures de guerre, elles ne pourraient pas être utilement employées pour provoquer ou hâter la cicatrisation de vieux ulcères se montrant rebelles aux moyens habituels. Il y a là une question très-intéressante de pratique à étudier et dont la solution dans un sens favorable ne nous paraît pas douteuse.

Les traumatismes sans plaie dont on traite les suites à Néris, consistent surtout dans des contusions, des luxations, des fractures. Souvent un nerf a été lésé ou est comprimé ! il en résulte une paraly-

sie plus ou moins complète et une atrophie du muscle animé par
ce nerf. Ce cas rentre au nombre de ceux que nous avons étudiés,
dans le chapitre II, à propos des paralysies et amyotrophies. Ailleurs
il reste, autour des fractures plus ou moins consolidées et des articulations qui ont été le siége de luxations plus ou moins bien
réduites, un engorgement dont le traitement thermo-minéral, joint
au massage, et peut-être aussi aux applications topiques des conferves, facilite et active la résolution. Enfin, à la suite des luxations, même parfaitement réduites, il persiste parfois une roideur
articulaire que les mêmes moyens contribuent à améliorer, sinon à
faire disparaître.

Les traumatismes peuvent atteindre le tronc et produire dans
l'une des grandes cavités splanchniques, en particulier dans la cavité abdominale, des désordres plus ou moins graves et persistants.
Ici encore le traitement thermo-minéral de Néris rend de précieux
services. En voici un exemple.

### Observation XXX.

CONVALESCENCE D'UNE PELVI-PÉRITONITE D'ORIGINE TRAUMATIQUE. —
GUÉRISON.

M. X..., âgé de 13 ans, d'une constitution chétive, a fait, il y a huit
mois, une chute de voiture sur le sacrum, et la roue de la voiture lui
est passée obliquement sur le ventre et sur la hanche. Il en est résulté
une tumeur sanguine à la région sacrée et quelques accidents légers du
côté du ventre. Néanmoins la convalescence a été longue et pénible. Il y a
un mois, ce jeune homme reçoit en jouant, dans le bas-ventre, un violent
coup de genou qui détermine une péritonite limitée au bassin. On combat
cet accident par des sangsues, des onctions mercurielles, des vésicatoires,
et, dès que le malade est entré franchement en convalescence, on nous
l'adresse à Néris. Quand nous le voyons, les accidents inflammatoires
sont calmés, cela va sans dire ; mais il reste des exsudats qui, en sou-
dant les anses intestinales entre elles ou au péritoine pelvien, rendent
certains mouvements douloureux. La palpation hypogastrique réveille
aussi une assez grande sensibilité. Le jeune malade a encore les traits
fort fatigués ; il ne peut supporter une promenade un peu longue. Son

appétit cependant est assez bon et ses fonctions digestives s'accomplissent bien.

14 juin. Nous prescrivons simplement des bains d'une demi-heure à
35 ou 36 degrés.

19 juin. Amélioration notable. Mais M. X... fait une promenade
trop longue qui le fatigue et réveille de la douleur principalement dans
le flanc et la fosse iliaque du côté droit. Cette douleur est accrue par la
pression ; elle est supportable d'ailleurs pendant la marche. Appétit
moins bon ; traits fatigués.

20 juin. Bains d'une heure à 35 degrés ; douche abdominale de cinq
minutes à 36 degrés et à très-faible pression.

22 juin. La douleur a disparu. Bon appétit. *Facies* meilleur. Accrois-
sement des forces.

28 juin. M. X..., se sentant de plus en plus fort, commet une
nouvelle imprudence ; il fait une course à âne de trois heures. Courbature générale ; douleur assez vive dans le ventre quand il se courbe.
*Facies* altéré. Du reste, pas de fièvre, ni trop de sensibilité du ventre à
la pression.

30 juin. La douleur abdominale a presque complétement disparu.
Encore un peu de courbature dans les bras et les jambes.

3 juillet. Amélioration croissante. Un peu de sensibilité à la région
abdominale dans les fortes inspirations.

7 juillet. Toute sensibilité a disparu. M. X... fait de longues courses
à âne ou à pied sans éprouver de fatigue. Il a repris des forces, son embonpoint, un air de parfaite santé. Il y a longtemps qu'il ne s'est trouvé
dans un état aussi satisfaisant.

# CONTRE-INDICATIONS

MM. Littré et Robin définissent une contre-indication « une circonstance qui empêche de faire ce que semblerait d'abord exiger la nature de la maladie ». Nous conservons ici au mot contre-indication ce sens restreint. Il est évident que, pour les différentes maladies dont nous n'avons pas cru devoir nous occuper dans la première partie de ce travail, il y a, en ce qui concerne les eaux de Néris, non contre-indication, mais simplement défaut d'indication, deux choses qu'il ne faut pas confondre.

Quelles sont donc, d'une manière générale, les circonstances qui, dans les cas relevant manifestement des eaux de Néris, peuvent devenir une source de dangers ou d'inconvénients et doivent ainsi faire renoncer à l'emploi de ces eaux ?

Si l'on se reporte à tout ce que nous avons dit précédemment, en particulier à la faible minéralisation des eaux de Néris ; à leur température, qui est sans doute élevée, mais qu'on peut abaisser au degré le plus tempéré ; aux moyens balnéothérapiques si variés et dont on peut réduire l'application à la durée la plus courte, on conçoit *a priori* que ces circonstances, ou, pour dire le mot, ces contre-indications doivent être et peu tranchées et peu nombreuses. Les faits viennent justifier une semblable induction, et nous nous croyons autorisé à dire que, en agissant avec une grande prudence, il est possible, sauf quelques exceptions, d'éviter la plupart des accidents qui peuvent résulter de telle ou telle circonstance constituant une véritable contre-indication.

Nous ne saurions ici passer en revue tous les cas particuliers dans lesquels de pareilles contre-indications peuvent se présenter ; nous nous bornerons à examiner à grands traits quelques-unes de celles qui s'imposent le plus souvent à l'attention des praticiens et, dans cette limite, nous relèverons plus spécialement celles qui résultent ou semblent résulter des états suivants :

1° Grande faiblesse des malades.

2° Tendance aux congestions et aux hémorrhagies.

3° Coexistence d'une affection organique avec la maladie observée.

4° Grossesse.

1° GRANDE FAIBLESSE DES MALADES. — La connaissance de l'action sédative des eaux de Néris, sédation qui éveille en même temps l'idée d'une certaine dépression des forces, peut faire craindre les effets de ces eaux quand la faiblesse des malades est portée à un très-haut degré. Cette crainte ne saurait se justifier dans les cas où l'indication des eaux de Néris est formelle, tels, par exemple, que les états névropathiques, liés à la chlorose ou à l'anémie, et où les malades tombent parfois dans un grand affaissement. En pareil cas la sédation des phénomènes névropathiques est promptement suivie d'une amélioration dans les fonctions de nutrition, et par conséquent dans l'état des forces. L'action secondaire des eaux de Néris, au lieu d'être dépressive, est donc au contraire tonique, reconstituante. Ainsi la faiblesse des malades ne saurait être une contre-indication ; et, si nous en parlons, c'est justement pour prémunir les praticiens contre une crainte que, après examen, ils considéreront avec nous comme mal fondée.

2° TENDANCE AUX CONGESTIONS ET AUX HÉMORRHAGIES. — Ici nous touchons à une véritable contre-indication ; nous avons déjà eu l'occasion de la signaler dans la première partie de ce travail, en nous occupant des maladies nerveuses liées à une lésion cérébrale ou spinale, et des affections utérines. Quelque prudence que l'on mette dans l'administration des eaux, on n'est pas toujours sûr de prévenir ou de limiter le mouvement fluxionnaire, et dès lors il est plus sage de s'abstenir.

Dans les cas auxquels nous faisons en ce moment allusion, le mouvement fluxionnaire demeure localisé et, si une excitation générale quelconque vient lui donner un coup de fouet, la congestion ou l'hémorrhagie se produisent dans l'organe primitivement atteint : là surtout est le danger. Lorsque la tendance aux congestions et aux hémorrhagies est plus généralisée, et dépend plutôt d'une altération du sang, comme dans l'anémie, que d'un processus morbide spécial à un organe, le danger est moindre et la contre-indication perd de son importance. C'est ainsi que, dans l'obs. XV, en associant les douches écossaises au traitement hydro-minéral, nous avons vu, chez une dame anémique, les saignements des gencives disparaître et les ecchymoses devenir de plus en plus rares, au fur et à mesure que les phénomènes névropathiques se sont amendés, que la nutrition est devenue meilleure et que les forces se sont accrues. Rappelons enfin que, lorsque la cause qui entretenait la congestion ou l'hémorrhagie a disparu, le mouvement fluxionnaire n'est plus à redouter, et partant la contre-indication cesse d'exister. C'est ce que nous avons vu chez la malade qui fait le sujet de l'observation XXVIII, et chez laquelle l'abrasion des fongosités qui entretenaient l'hémorrhagie utérine nous a permis d'instituer le traitement hydro-minéral sans rappeler l'hémorrhagie.

Nous dirons, pour résumer ce paragraphe, que ce qui constitue le danger, par suite la véritable contre-indication, c'est la tendance aux congestions actives. Les congestions passives sont moins à redouter ; elles peuvent même être heureusement modifiées, en même temps que l'état général, par l'association de l'hydrothérapie et du traitement hydro-minéral.

3° Coexistence d'une affection organique avec la maladie observée. — Nous avons déjà eu occasion de dire que les affections organiques ne relèvent nullement des eaux de Néris. Doivent-elles empêcher l'emploi de ces eaux quand elles coïncident avec une autre maladie pour laquelle le traitement hydro-minéral est nettement indiqué ? Il est difficile de répondre à cette question dans toute sa généralité, et, d'un autre côté, nous ne saurions passer en revue les cas si divers qui peuvent se présenter. Nous rappellerons seulement que les lésions organiques du cœur, quelque graves qu'elles soient, ne contre-indiquent pas les eaux de Néris dans le traitement du rhumatisme, qu'elles compliquent si fréquemment. Cela ressort de plusieurs de nos observations, principalement de l'observation II, où nous voyons une jeune fille, atteinte de lésions cardiaques très-sérieuses, commettre impunément les plus grandes imprudences. Certes nous sommes loin de vouloir généraliser un pareil fait, mais il n'est pas le seul qui confirme notre proposition. Nous sommes d'ailleurs disposé à penser que les lésions récentes supportent mieux le traitement thermo-minéral que les lésions anciennes. Nous rappellerons aussi, en ce qui concerne les affections utérines que, suivant M. de Laurès, les maladies organiques, en particulier le cancer, contre-indiquent formellement les eaux de Néris. Nous nous en rapportons sur ce point à la haute expérience de notre savant confrère.

4° GROSSESSE. — Les eaux de Néris, comme sans doute la plupart des eaux minérales, sont réputées abortives ; elles seraient donc formellement contre-indiquées pendant la grossesse. Avant d'examiner la question, qu'on nous permette de rapporter deux faits de notre pratique thermale, qui nous fourniront des éléments pour la résoudre.

## Observation XXXI.

MÉTRITE CHRONIQUE ; ANTÉVERSION ; PHÉNOMÈNES HYSTÉRIFORMES ; GROSSESSE NON SOUPÇONNÉE ; FAUSSE COUCHE D'ENVIRON HUIT SEMAINES AU DIX-HUITIÉME JOUR DU TRAITEMENT THERMO-MINÉRAL ET CONSÉCUTIVEMENT A DEUX ATTAQUES DE CHOLÉRINE.

M$^{me}$ X..., 28 ans, mariée depuis huit ans, a eu trois enfants, dont l'un est mort au vingtième jour, et un autre, l'an dernier, à treize mois, d'une rétrocession de l'exanthème rubéolique. Depuis la mort du second enfant, M^me X... est devenue extrêmement impressionnable ; la moindre émotion provoque chez elle des attaques de nerfs. Tempérament très-lymphatique. Leucorrhée habituelle, très-abondante, surtout depuis un an. Il y a dix mois, l'examen au spéculum a révélé un engorgement considérable du col utérin avec une ulcération granuleuse de l'étendue d'une pièce de 2 francs autour de l'orifice externe. Cet orifice, entr'ouvert, donne issue à un liquide filant, visqueux, blanchâtre. L'utérus est en antéversion ; la pression sur le col est douloureuse. Douleurs hypogastriques pendant la marche, névralgie lombo-abdominale, dyspepsie, gastralgie ; en un mot, tout le cortége névropathique et symptômatique des affections utérines invétérées. La malade a été traitée topiquement et successivement par la teinture d'iode, par le crayon de nitrate d'argent qui provoquait des hémorrhagies survenant trois ou quatre heures après la cautérisation et persistant un ou deux jours, par le perchlorure de fer à 50 degrés, plus ou moins étendu. Après trois mois environ de ce traitement, le col est devenu moins volumineux, l'ulcération et les granulations ont disparu, mais l'écoulement caractéristique de la métrite interne a persisté. La malade, du reste, s'est montrée assez indocile ; c'est ainsi qu'elle n'a porté ou a porté fort irrégulièrement une ceinture de Bourjeaurd qui lui avait été conseillée, et qu'elle n'a pas mieux suivi le traitement hydrothérapique qui lui a été prescrit. Depuis quatre mois, elle a cessé tout traitement. Les douleurs ont reparu et la marche est devenue très-difficile. Pendant les huit derniers jours qui précèdent son départ pour Néris, elle a presque journellement des attaques de nerfs. Son voyage, cependant, très-long et très-fatigant, s'accomplit assez bien, et elle arrive à Néris le 18 juillet.

Notre examen confirme la plupart des renseignements qui précèdent, et qui nous ont été fournis par le médecin de la malade. Nous trouvons, en effet, l'utérus en antéversion marquée, le col volumineux, l'orifice externe entr'ouvert, présentant une légère ulcération et donnant issue à un liquide albumineux ; sensibilité à la pression sur le col, ainsi que dans la fosse iliaque. M^me X..., douée d'un fort embonpoint, a de la peine à marcher, et la moindre promenade la fatigue ; sensation de pesanteur sur le plancher du petit bassin.

19 juillet. Nous prescrivons : Bains d'une demi-heure à une heure et un quart à 35 degrés ; irrigations vaginales à 30 degrés, pendant les bains ; badigeonnages sur le col, tous les cinq ou six jours, avec la teinture d'iode ; eau de Saint-Pardoux aux repas.

22 juillet. Phénomènes nerveux légers, caractérisés surtout par un peu de tristesse et de suffocation. Les irrigations vaginales, après avoir causé d'abord une sensation un peu douloureuse, sont bien supportées.

1er août. Amélioration rapide et croissante. Bon appétit, digestions faciles, nuits excellentes, absence de douleurs; légèreté inusitée dans la marche et étonnant la malade elle-même. Etat moral en rapport avec l'état physique.

5 août. Forte attaque de cholérine : selles fréquentes, vomissements abondants; coliques très-vives; traits grippés, refroidissement des extrémités, etc. Lavements laudanisés, thé alcoolisé.

6 août. Amélioration, grande fatigue.

7-11 août. M$^{me}$ X... a eu ses règles le 8 juillet, au moment où elle a quitté sa famille. Elle perd ordinairement beaucoup de sang les deux premiers jours. Du 7 au 11 août, elle éprouve des maux de reins, de fortes coliques dans le ventre, comme si les règles allaient venir, mais elle perd très-peu de sang.

12 août. La perte est arrêtée. M$^{me}$ X... sort dans la journée, assiste à la représentation du casino et se refroidit en rentrant chez elle.

13 août. Réapparition de la cholérine, moins forte cependant que la première fois. Purgatif salin.

15 août. Dans la nuit du 14 au 15, perte abondante en rouge, comme cela a lieu d'ordinaire la première nuit des règles ; seulement la malade rend des caillots, ce qui n'est pas habituel. Ces caillots ne nous sont pas montrés.

16 août. Écoulement normal. La malade sort et fait une promenade.

17 août. L'écoulement a à peu près cessé. M$^{me}$ X... se promène dans le jardin de l'hôtel, mange des fruits et reste longtemps assise sur l'herbe à voir jouer des enfants.

18 août. Dans la nuit, retour de l'écoulement, nombreux caillots rendus. Un peu de pâleur de la malade. Douleurs pleurodyniques au niveau du sein droit. — Applications froides sur le bas-ventre, potion à l'ergotine, sinapismes sur le point pleurodynique et sur les bras.

19 août. La perte a diminué, mais continue. La malade suit mal les prescriptions. — Eau de Rabel, ratanhia, teinture de cannelle, ventouses sèches et sinapismes répétés sur la partie supérieure de la poitrine et aux bras.

20 août. Diminution, mais persistance de l'écoulement. Encore quelques caillots rendus. Du reste, ni douleurs, ni coliques ; à peine un peu de sensibilité à l'hypogastre et au niveau de la fosse iliaque droite.

21 août. Recrudescence de la perte. Caillots nombreux et volumineux. Au toucher, col grandement entr'ouvert, obstrué par un caillot. Nos présomptions d'une fausse couche, niée énergiquement par la malade qui avait encore, dit-elle, ses règles quand elle a quitté son mari, se

confirment. Grande faiblesse: Lipothymies. Pouls d'ailleurs bon. Nous veillons nous-mêmes à l'exécution de nos prescriptions : froid en permanence sur le bas-ventre et les cuisses, sinapismes à la partie supérieure de la poitrine et sur les bras. 2 grammes de seigle ergoté administrés à deux heures d'intervalle. Vin, eau de Rabel, bouillon froid, aération de la chambre.

Du 21 au 25, nous passons par des alternatives assez inquiétantes d'accès fébriles (la malade vient d'un pays où la fièvre palustre est endémique) et de retours de l'hémorrhagie, symptômes que nous combattons, tantôt par le seigle ergoté, tantôt par le sulfate de quinine. Nous avons publié cette partie de l'observation dans la GAZETTE MÉDICALE DE PARIS (année 1874, n° 43) pour montrer l'action comparative de ces deux agents sur l'utérus. Nous ne croyons pas nécessaire de revenir sur ces détails. Il nous suffira de dire ici que, dans la journée du 25, nous avons pu, avec notre honorable confrère, M. Dechaux, extraire du col, où il était fortement engagé consécutivement à des contractions provoquées par le seigle ergoté prescrit le matin, une sorte de bouchon composé de caillots et de lambeaux de membranes en voie de décomposition. Ces lambeaux nous ont paru, à notre confrère et à nous, devoir appartenir à un œuf âgé au moins de huit semaines. La malade était donc déjà enceinte quand elle a eu ses règles il y a un mois, et rien, quand elle est arrivée à Néris, et que nous avons institué le traitement thermal, ne pouvait nous faire soupçonner cette grossesse.

Maintenant, quelle a été, dans l'étiologie de la fausse couche, la part du traitement, quelle a été celle de la maladie elle-même, celle aussi du changement de climat (la malade venait d'outre-mer), ou encore des deux attaques successives de cholérine qu'elle a eues ? C'est ce qu'il serait difficile de préciser. Six mois après son voyage à Néris, M<sup>me</sup> X... a eu des accidents en tout semblables, sauf l'intensité, à ceux qui précèdent. Cela semblerait indiquer chez elle une certaine prédisposition aux fausses couches. Quoi qu'il en soit, nous admettons volontiers que le traitement thermal a eu, dans ce cas, une part réelle d'action et nous verrons plus loin la conclusion pratique qu'il est permis d'en tirer.

## Observation XXXII.

GROSSESSE DATANT DE TROIS MOIS ; TROUBLES NERVEUX; GASTRALGIE.— GUÉRISON DE CES SYMPTOMES SANS AUCUNE ENTRAVE DANS LA MARCHE DE LA GROSSESSE.

M<sup>me</sup> X..., 25 ans, d'une bonne constitution, mariée depuis quatre ans, a eu trois enfants et est actuellement enceinte de trois mois. Elle a perdu il y a peu de temps son dernier enfant. Depuis ce moment, elle est en proie à une profonde tristesse. Inappétence, affaissement moral et physique, grande irritabilité, accès de gastralgie. Le fer et le quinquina sont impuissants. Le médecin de la malade, médecin accoucheur des plus distingués, nous l'adresse à Néris dans l'espoir qu'elle y trouvera un apaisement à son état névropathique.

Différentes circonstances, particulières à M^me X..., nous rassurent sur l'effet abortif que pourraient avoir chez elle les eaux de Néris; nous n'en procédons pas moins, surtout au début, avec la plus grande prudence, et nous recommandons à la malade de nous faire appeler de suite si elle éprouve la plus petite colique ou aperçoit sur son linge la moindre tache de sang.

8-12 juillet. Bains de vingt minutes à 35 degrés. Ces bains sont bien supportés. Appétit meilleur, nuits plus calmes. M^me X... ne tolère pas l'eau de Saint-Pardoux que nous lui avions prescrite; nous revenons au vin de quinquina et aux pilules de Blancard, dont elle faisait précédemment usage.

13 juillet. Hier et aujourd'hui, quelques maux de reins, tels d'ailleurs que M^me X... en éprouve quelquefois. Bains d'une demi-heure.

15 juillet. Nous joignons aux bains une douche de deux minutes, à 38 degrés, administrée sur la région épigastrique à bout touchant et à la plus faible pression. Cette douche est bien supportée.

17 juillet. Courbature générale, agacement, inappétence. Bains et douches.

18 juillet. Persistance de la courbature. Bain sans douche.

15 juillet. Repos.

20-21 juillet. Amélioration sensible.

22 juillet. Après les douches, malaise, coliques, un peu de dévoiement, nausées, courbature générale. Suppression des douches.

24-29 juillet. Bain de 40 minutes tous les jours. Amélioration croissante; plus de malaise, de nausées, ni de douleurs gastralgiques. Etat des plus satisfaisants. M^me X... cesse peut-être un peu prématurément son traitement thermo-minéral; elle n'en quitte pas moins Néris dans d'excellentes conditions, au moral comme au physique. Malgré l'application un peu hardie des douches épigastriques, aucun accident n'est venu entraver la marche de la grossesse.

Ainsi voilà deux faits : dans l'un, la grossesse n'est pas soupçonnée, et naturellement on n'est conduit à prendre aucune précaution pour prévenir la fausse couche, et cette fausse couche survient au dix-huitième jour seulement du traitement thermal, consécutivement à deux attaques successives de cholérine. Dans l'autre, la grossesse est connue ; on agit avec une prudence qui n'exclut pas une certaine hardiesse, et l'on se tient prêt d'ailleurs à enrayer la fausse couche dès son début, si elle se déclare ; mais il n'y a pas lieu d'intervenir, et la malade arrive à la fin de son traitement sans que l'action prétendue abortive des eaux se soit manifestée en quoi que ce soit.

Nous sommes donc autorisé à conclure que la grossesse ne contre-indique pas, d'une manière absolue, l'emploi des eaux de Néris ; elle exige seulement de grandes précautions et une surveillance attentive dans 'administration de ces eaux.

# TABLE DES MATIÈRES

CONTENUES DANS LE PREMIER FASCICULE.

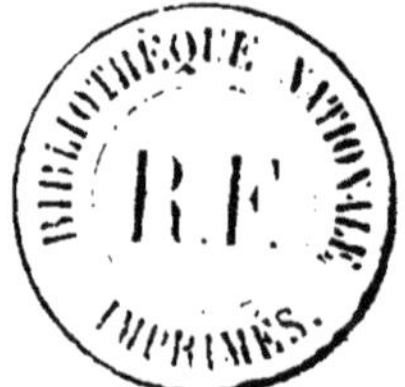